Eva Marbach

Gesundheitsratgeber Wechseljahre

Wechseljahrsbeschwerden mit Naturheilkunde und
Schulmedizin erfolgreich behandeln

EMV

Für manche Frauen sind die Wechseljahre eine erfüllende Erfahrung, andere leiden sehr unter zahlreichen Wechseljahrsbeschwerden. Mithilfe der Naturheilkunde und der Schulmedizin kann man einiges tun, damit man die Jahre des Wechsels genießen kann. Beispielsweise gibt es zahlreiche Heilpflanzen, die die typischen Hormonschwankungen sanft ausgleichen können.

In diesem Buch werden die Körpervorgänge während der Wechseljahre erklärt und was sie für Folgen auf Körper und Seele der Frau haben können. Verschiedene hilfreiche Methoden aus Naturheilkunde und Schulmedizin werden vorgestellt.

Über die Autorin:

Eva Marbach, Jahrgang 1962, ist seit 1989 Heilpraktikerin. Im vorliegenden Buch verbindet sie ihre Freude über die Naturheilkunde mit ihrem Wissen über die Vorgänge im Körper einer Frau während der Wechseljahre. Im Internet schreibt und betreut Eva Marbach zahlreiche Webseiten zu Gesundheitsthemen, darunter mehrere Seiten über Wechseljahre und Frauengesundheit.

Eva Marbach

Gesundheitsratgeber
Wechseljahre

Wechseljahrsbeschwerden mit Naturheilkunde und
Schulmedizin erfolgreich behandeln

Eva Marbach Verlag

Bibliografische Information der Deutschen Nationalbibliothek

Die Deutsche Nationalbibliothek verzeichnet diese Publikation in der Deutschen Nationalbibliografie; detaillierte bibliografische Daten sind im Internet über http://dnb.d-nb.de abrufbar.

Originalausgabe

Eva Marbach Verlag, Breisach

Copyright © 2010: Eva Marbach Verlag, Breisach

http://eva-marbach.com

Umschlaggestaltung: Eva Marbach

Herstellung: Books on Demand GmbH, Norderstedt

Printed in Germany

ISBN-10: 3-938764-17-1
ISBN-13: 978-3-938764-17-6

Inhaltsverzeichnis

Die Wechseljahre

Viele Frauen fürchten sich vor den Wechseljahren und hoffen, dass es sie erst möglichst spät trifft.

Stehen die Wechseljahre doch im Ruf, die Jugendlichkeit einer Frau zu beenden und quälende Beschwerden zu bringen.

Dabei sind die Wechseljahre auch eine wunderbare Chance, das bisherige Leben zu überdenken und die Weichen neu zu stellen.

Nachdem eine Frau jahrzehntelang fruchtbar war und Monat für Monat ein Ei in ihrem Eierstock herangereift ist, gibt es allmählich immer seltener Eisprünge. Eines Tages, meistens Anfang 50 finden dann gar keine Eisprünge mehr statt und somit auch keine Periodenblutungen mehr.

Während der Wechseljahre ist die Produktion der Geschlechtshormone starken Turbulenzen ausgesetzt. Die Produktion der weiblichen Hormone Östrogen und Progesteron lässt insgesamt nach, aber nicht etwa gleichmäßig, sondern sprunghaft und unregelmäßig. Durch die Hormonschwankungen kann es bei vielen Frauen zu mehr oder weniger ausgeprägten Beschwerden kommen.

Etwa ein Drittel aller Frauen hat in den Wechseljahren keinerlei Beschwerden. Ein weiteres Drittel hat leichte bis mäßig schwere Beschwerden und das letzte Drittel der Frauen leidet stark unter verschiedenartigen Beschwerden.

Die Beschwerden kann man jedoch mit den Möglichkeiten der Naturheilkunde und der Medizin meistens erfolgreich in den Griff bekommen.

Das erleichtert es, die interessante Phase der Wechseljahre zu genießen.

Die einzelnen Phasen der Wechseljahre

Die Wechseljahre sind nicht etwa ein einheitliches Geschehen, sondern sie finden in unterschiedlichen Phasen statt.

Die verschiedenen Phasen unterscheiden sich nicht nur bei den körperlichen Vorgängen und den Beschwerden, sondern auch bei der Behandlung, die zu mehr Wohlbefinden verhelfen kann.

Daher hilft beim Verstehen der Geschehnisse im eigenen Körper, wenn man über die verschiedenen Phasen der Wechseljahre Bescheid weiß.

Die Wechseljahre verlaufen jedoch sehr individuell. Viele Frauen haben einen untypischen Verlauf, der nur den individuellen eigenen Regeln folgt. Es gibt sogar Frauen, bei denen hören eines Tages ohne Vorwarnung die monatlichen Blutungen auf, ohne dass sie zuvor irgend etwas von den Wechseljahren gespürt haben.

Bei den meisten Frauen haben die Phasen der Wechseljahre jedoch typische Merkmale, die im Folgenden beschrieben werden.

Prämenopause

Die Prämenopause ist die erste Phase der Wechseljahre. „Prä" bedeutet „vor" und „Menopause" ist der Zeitpunkt der letzten Monatsblutung. Während der Prämenopause kommt es also immer noch zu Blutungen, sie werden jedoch bei den meisten Frauen immer unregelmäßiger.

Meistens beginnt die Prämenopause schleichend über mehrere Jahre hinweg. In den ersten Jahren denken die meisten Frauen noch lange nicht an die Wechseljahre und dass diese eventuell die Ursache für ihre teils merkwürdigen Beschwerden sein könnten. Die ersten Anfänge der Prämenopause beginnen oft schon ab 35 Jahren. Mit 40 sind schon sehr viele Frauen in der Phase der Prämenopause.

Die Prämenopause ist vor allem durch einen Mangel an Progesteron gekennzeichnet. Das Progesteron wird auch Gelbkörperhormon genannt, weil es im Eierstock vom Gelbkörper hergestellt wird. Der Gelbkörper entsteht durch den Eisprung. Wenn kein Eisprung mehr stattfindet, gibt es auch keinen Gelbkörper und daher auch kaum Progesteron.

Wenn das Progesteron mehr oder weniger ausgeprägt fehlt, hat man nicht nur einen Progesteronmangel. Außerdem ist das Gleichgewicht zwischen Progesteron und Östrogenen gestört. In Relation betrachtet ist das Östrogen im Verhältnis zum Progesteron zu viel. Dieses Phänomen nennt man „Östrogen-Dominanz" (siehe Seite 16).

Durch den Progesteronmangel und die Östrogen-Dominanz kann es in der Prämenopause zu einigen lästigen bis quälenden Beschwerden kommen.

Besonders typisch für die Prämenopause ist die Reizbarkeit und Stimmungsschwankungen. Die reizbare Stimmung von Frauen in den Wechseljahren ist geradezu legendär.

Viele Frauen kennen dieses Phänomen schon von früher von den Tagen kurz vor der Periodenblutung, dem prämenstruellen Syndrom (PMS). Die vielfältigen Beschwerden des prämenstruellen Syndroms können in der

Prämenopause zum Dauerzustand werden, der die meisten Tage des Monats andauert.

Zusätzlich zur Reizbarkeit lagern viele Frauen vermehrt Wasser ein, vor allem in der Bauchgegend. Häufig kommt es auch zu einer Gewichtszunahme trotz gleichbleibender Nahrungsmenge.

Bei manchen Frauen schmerzen aus scheinbar unerklärlichen Gründen die Gelenke und die Beweglichkeit lässt schlagartig nach.

Nicht wenige Frauen bekommen in dieser frühen Phase der Wechseljahre auch Gallensteine, eine Schilddrüsen-Unterfunktion, regelmäßige Migräne-Attacken oder Depressionen.

Da sich die betroffenen Frauen meistens noch zu jung für die Wechseljahre fühlen, suchen sie verzweifelt nach einer Ursache für ihre Beschwerden. Auch viele Ärzte erkennen häufig nicht die Bedeutung der Prämenopause oder wollen die Diagnose „Wechseljahre" möglichst lange hinauszögern. Das führt oft zu ausgedehnten Arztbesuch-Odysseen, bis die Wechseljahre eines Tages nicht mehr zu übersehen sind.

Die ersten Hitzewallungen zeigen vielen Frauen schließlich deutlich, dass sie in den Wechseljahren sind. Zwar erleben die meisten Frauen im Laufe der Wechseljahre diese typischen Wallungen, bei denen die innere Hitze von unten kommend bis in den Kopf aufsteigt, aber ein knappes Drittel wird von ihnen verschont. Ein Vorteil der Hitzewallungen ist jedoch, dass sie deutlich machen, woher die eventuellen anderen Beschwerden stammen.

In der Prämenopause kommt es meistens nur noch unregelmäßig zu Eisprüngen. Das führt bei vielen Frauen zu kurzen Menstruationszyklen. Abstände von nur drei Wochen zwischen den Blutungen sind keine Seltenheit.

Hin und wieder kommt es jedoch auch schon zu ausgedehnten Pausen zwischen den Perioden. Bei den ersten derartigen Pausen machen viele Frauen einen Schwangerschaftstest, weil ihnen oft noch gar nicht bewusst ist, dass sie in den Wechseljahren sind. In der Prämenopause kann es aber auch durchaus noch zu Schwangerschaften kommen. Daher ist ein Schwangerschaftstest in dieser Situation eine sinnvolle Maßnahme.

Wegen des Progesteron-Mangels sind die Blutungen in der Prämenopause oft besonders stark ausgeprägt.

Bei manchen Frauen dauern sie auch sehr lange an und hören mitunter nicht mehr von selber auf. In diesem Fall sollte man unbedingt einen Arzt aufsuchen. Häufig ist eine Eierstockzyste verantwortlich für die ausdauernde Blutung. Mithilfe einer kurzzeitigen Hormonbehandlung hört die Blutung meistens auf und die Zyste bildet sich zurück.

Perimenopause

Die Perimenopause ist die Phase der Wechseljahre im engeren Sinne. Sie beginnt zwei Jahre vor der letzten Periodenblutung und endet zwei Jahre nach der letzten Blutung. Es ist also die Zeit um die Menopause herum (= "peri").

Da man aber nicht im Voraus weiß, wann die letzte Blutung stattfindet, weiß man selber nicht, ob man schon in der Perimenopause ist oder noch in der Prämenopause. Erst wenn die letzte Blutung ein Jahr lang zurück liegt, weiß man, dass es die letzte Blutung gewesen ist. Dann kann man auch rückwirkend feststellen, wann die Perimenopause begonnen hat.

Obwohl die Perimenopause so einen unklaren Beginn hat, können trotzdem viele Frauen erkennen, dass sie sich in dieser Phase der Wechseljahre befinden.

Die Beschwerden der Wechseljahre nehmen nämlich meistens deutlich zu, sobald die Perimenopause beginnt.

Die Hitzewallungen werden erheblich stärker und stehen bei vielen Frauen im Zentrum der Beschwerden.

Außerdem leiden viele Frauen in dieser Phase unter Schlafstörungen und oft auch unter starkem Nachtschweiß.

Die Stimmungsschwankungen setzen sich in der Perimenopause meistens fort und werden häufig durch ausgeprägte Müdigkeit und depressive Verstimmungen ergänzt.

Außerdem werden Haut und Schleimhäute noch erheblich trockener, als sie in der Prämenopause schon waren. Hinzu kommt oft noch ein starker Juckreiz.

Durch die trockenen Schleimhäute und die hormonellen Veränderungen lässt bei vielen Frauen auch die Lust am Geschlechtsleben nach. Bei anderen Frauen kann sie jedoch auch stärker werden, vor allem, weil die Angst vor der eigenen Fruchtbarkeit wegfällt.

In der Perimenopause wird nach und nach auch das Östrogen immer weniger produziert. Es besteht dann also häufig ein Progesteronmangel, ein Östrogenmangel und, als ob das nicht schon reichen würde, obendrein oft noch eine Östrogendominanz, weil die Hormone in einem ungünstigen Verhältnis zueinander stehen.

Die Abstände zwischen den Periodenblutungen werden bei den meisten Frauen in dieser Phase immer größer. Meistens kann man sich jedoch nicht auf die größer werdenden Abstände verlassen, sondern die Blutungen kommen, wann sie wollen. Auch nach einem halben Jahr Blutungspause kann wieder eine Phase mit häufigeren Blutungen kommen.

Bei den meisten Frauen werden die Blutungen jetzt auch allmählich schwächer und kürzer.

Bei anderen Frauen können die Änderungen bei den Monatsblutungen jedoch auch völlig anders verlaufen.

Menopause

Die eigentliche Menopause ist der Zeitpunkt der letzten Periodenblutung.

Im Durchschnitt kommt es mit etwa 52 Jahren zu dieser letzten Blutung.

Ob eine Blutung die letzte gewesen ist, kann man jedoch erst im Nachhinein beurteilen. Denn erst wenn ein Jahr seit der letzten Blutung vergangen ist, kann man sich sicher sein, dass keine weitere Blutung mehr nachkommt.

Einige Frauen ahnen jedoch, dass eine bestimmte Blutung ihre letzte sein wird. Andere Frauen hingegen glauben mehrmals, dass sie diesmal ihre letzte Periode haben, und dann tritt später erneut eine Blutung auf.

Damit man später weiß, wann die Menopause war, ist es sinnvoll, den Beginn und das Ende jeder Blutung zu notieren. Dann hat man einen Überblick über die Abstände der Zyklen.

Postmenopause

Die zehn Jahre nach der letzten Blutung (Menopause) werden als Postmenopause bezeichnet. „Post" bedeutet nämlich „nach".

Wie schon bei der Perimenopause ist ihr Beginn zunächst ungewiss, weil man erst nach einem Jahr weiß, ob eine Blutung die letzte gewesen ist. Sobald man sich sicher ist, wann die Menopause stattgefunden hat, ist man also schon ein Jahr lang in der Postmenopause. Die Postmenopause überlappt sich zeitlich auch mit der Perimenopause, weil jene bis zwei Jahre nach der Menopause andauert.

Zu Beginn der Postmenopause ist das Befinden meistens ähnlich wie kurz vor der letzten Blutung. Die Beschwerden ähneln sich stark.

Nach und nach kommen die hormonellen Turbulenzen jedoch zur Ruhe, sodass die meisten Beschwerden im Laufe der Zeit geringer werden.

Langfristig kommt jedoch bei einigen Frauen das Problem der Osteoporose hinzu. Wenn man unter Osteoporose oder der Vorstufe Osteopenie leidet, besteht dauerhaft eine erhöhte Gefahr für Knochenbrüche.

Auch die trockene Haut wird bei vielen Frauen zum Dauerproblem, teilweise mit stärker werdendem Juckreiz.

Die Behandlung der Wechseljahrsbeschwerden geht also teilweise nahtlos in die Behandlung von Altersbeschwerden über.

Durch einen aktiven Lebenswandel mit viel Bewegung und einer ausgewogenen Ernährung können jedoch viele Frauen bis ins hohe Alter vital und attraktiv sein.

Hormone und ihre Bedeutung

Die Geschlechtshormone spielen eine wesentliche Rolle bei den Ereignissen der Wechseljahre.

Um sich und die eventuellen Beschwerden besser zu verstehen, ist es hilfreich, wenn man über die wichtigsten Eigenschaften der verschiedenen Geschlechtshormone Bescheid weiß.

Östrogene

Östrogene sind die bekanntesten Geschlechtshormone der Frau. Sie kommen im menschlichen Körper in unterschiedlichen Varianten vor. Es ist daher eine ganze Gruppe von Hormonen, die jedoch alle relativ ähnlich wirken.

Die Östrogene bewirken die weiblichen Formen einer Frau. Sie lassen die Brüste wachsen und die Hüften breit werden. Außerdem sorgen Östrogene für volles Haar und eine glatte, weiche Haut. So fördern sie die Attraktivität der Frau und dass Männer sich von ihr angezogen fühlen. Auf diese Weise fördern Östrogene schon im Vorfeld indirekt die Fruchtbarkeit einer Frau.

Die Fruchtbarkeit wird aber auch in rein körperlicher Weise durch die Östrogene unterstützt. Durch sie reifen in der Pubertät die Eierstöcke heran. Außerdem spielen die Östrogene beim Eisprung und im Menstruationszyklus eine wichtige Rolle. Während einer Schwangerschaft werden Östrogene benötigt, um dem Ungeborenen ein sicheres Nest zu bieten, in dem es heranreifen kann.

Die Östrogene werden erst im Verlauf der Perimenopause weniger. Während der oft zahlreichen Jahre der Prämenopause werden meistens noch nahezu normal viele Östrogene vom Körper produziert.

Auch in der Perimenopause lässt die Östrogenproduktion nicht sofort schlagartig nach, sondern allmählich und bei vielen Frauen auch sprunghaft mit häufigem Auf und Ab.

Folgende Beschwerden sind besonders typisch für einen verringerten Östrogenspiegel:

- Hitzewallungen
- Trockene Haut
- Trockene Schleimhäute
- Schlafstörungen
- Nachtschweiß
- Blasenentzündung
- Depressive Verstimmung
- Konzentrationsschwäche
- Kurze und schwache Periodenblutungen

Progesteron

Das Hormon Progesteron wird auch Gelbkörperhormon genannt, weil es vor allem im Gelbkörper des Eierstocks hergestellt wird.

Neben den bekannteren Östrogenen führt es im Bewusstsein der meisten Menschen eher ein Schattendasein. Dabei ist Progesteron mindestens so wichtig wie die Östrogene und sein Mangel erheblich häufiger.

Als Geschlechtshormon wirkt Progesteron einerseits wie eine Ergänzung und andererseits wie ein Gegenspieler zu den Östrogenen. Die Progesteron-Wirkung ist sehr vielfältig.

Zunächst ist Progesteron für eine Schwangerschaft unverzichtbar. Nach dem Eisprung fördert es den Aufbau der Gebärmutterschleimhaut. In der Schwangerschaft bereitet Progesteron die Gebärmutter auf das Austragen des Kindes vor. Außerdem fördert Progesteron das Leben des Ungeborenen.

Aber auch unabhängig von Schwangerschaften hat das Progesteron viele Aufgaben. Es schützt vor Brustkrebs und Krebs der Gebärmutterschleimhaut, es hilft beim Fettabbau zur Energiegewinnung, es macht aktiv und beweglich und fördert die Elastizität von nahezu allen Bindegeweben, beispielsweise Blutgefäße und Gelenke. Außerdem verbessert Progesteron die Stimmung und steigert die Libido.

Progesteron wirkt also fast wie ein Jungbrunnen. Natürlich kann man auch von Progesteron keine Wunder erwarten, aber immerhin eine deutliche Verbesserung des Gesamtbefindens.

Schon bei jungen Frauen kann es zu einem Progesteron-Mangel kommen. Das erkennt man dann daran, dass die betroffenen Frauen am Prämenstruellen Syndrom (PMS) leiden. Vor der Menstruationsblutung sind diese Frauen dann vor allem reizbar und neigen zu Kopfschmerzen. Außerdem können noch zahlreiche andere Beschwerden hinzu kommen.

Bei fast allen Frauen zu Beginn der Wechseljahre wird der Progesteronmangel noch stärker ausgeprägt. Die Reizbarkeit und andere Beschwerden können dann den ganzen Monat über auftreten.

Typische Beschwerden bei Progesteronmangel sind:

- Reizbarkeit
- Ungeduld
- Zornausbrüche
- Stimmungsschwankungen
- Schwitzneigung
- Hitzewallungen
- Müdigkeit
- Kopfschmerzen
- Geschwollene Brüste
- Dicker Bauch
- Gewichtszunahme
- Bartwuchs - Hirsutismus
- Haarausfall
- Schmerzen bei der Periode
- Kürzere Menstruationszyklen, Zwischenblutungen
- Stärkere oder schwächere Menstruation

Östrogen-Dominanz

Ein bisher wenig bekanntes Phänomen, das am Anfang der Wechseljahre besonders häufig auftritt, ist die Östrogen-Dominanz.

Bei Hormonen spielt nämlich nicht nur ihre absolute Menge im Körper eine Rolle, sondern auch ihr Verhältnis zueinander.

Wenn nun, vor allem in der Prämenopause, der Progesteronspiegel sehr niedrig ist, und der Östrogenspiegel normal hoch oder nur leicht verringert ist, dann ist das Verhältnis zwischen Progesteron und Östrogen aus dem Gleichgewicht geraten. Im Vergleich zum Progesteron ist zu viel Östrogen vorhanden. Das kann sogar dann der Fall sein, wenn der Östrogenspiegel etwas zu niedrig ist.

Bei einer Östrogen-Dominanz kann es nicht nur zu den Beschwerden eines Progesteronmangels kommen, sondern auch zu Beschwerden, die für einen Östrogen-Überschuss typisch wären. Es scheint paradox zu sein, dass sogar bei Östrogenmangel, Beschwerden eines erhöhten Östrogenspiegels auftreten können. Aber wenn man versteht, dass das Verhältnis zwischen Progesteron und Östrogenen entscheidend ist, leuchtet das Phänomen durchaus ein.

Folgende Beschwerden können durch eine Östrogen-Dominanz noch zu den Beschwerden des Progesteronmangels hinzukommen:

- Depressive Verstimmung
- Wassereinlagerungen
- Scheidenentzündungen
- Schwindel
- Erhöhter Blutdruck
- Erhöhter Blutzuckerspiegel
- Gelbliche Haut
- Libidoschwäche
- Gallensteine
- Übelkeit

Hinweise zur Behandlungsmöglichkeiten der Östrogen-Dominanz finden Sie auf Seite 70.

Ausführliche Informationen über Östrogen-Dominanz finden Sie im gleichnamigen Buch von Eva Marbach (www.oestrogen-dominanz.de).

Gestagene

Gestagene sind synthetisch hergestellte Hormone, die dem Progesteron insofern ähneln, dass sie die Gebärmutterschleimhaut aufrecht erhalten.

Ansonsten haben die Gestagene sehr unterschiedliche Wirkungen und ähneln teilweise eher den Östrogenen als dem Progesteron. Man kann das körpereigene Progesteron daher nur bedingt zur Gruppe der Gestagene zählen, denn die Unterschiede sind eigentlich größer als die Gemeinsamkeiten.

Ein wesentlicher Unterschied zwischen Progesteron und vielen Gestagen ist beispielsweise, dass die Gestagene dick machen und Progesteron eher eine schlanke Figur fördert.

Wenn man Gestagene als Hormontherapie einnimmt, muss man auch mit vielen Nebenwirkungen rechnen, anders als beim nahezu nebenwirkungs-freien Progesteron.

Gestagene haben auch die unangenehme Eigenschaft, dass sie sich im Körper an die Rezeptoren andocken, die eigentlich für das Progesteron vorgesehen sind. So kann das körpereigene Progesteron seine Aufgaben nicht erfüllen. Es kommt dadurch zu einem indirekten Progesteronmangel.

Die Anwendung von Gestagen ist als Kurzzeittherapie sinnvoll, wenn es darum geht eine zystenbedingte Dauerblutung zu stoppen. Als Langzeit-behandlung überwiegen häufig die Nachteile einer Gestagenbehandlung ihre Vorteile. Günstiger ist stattdessen eine Behandlung mit natur-identischem Progesteron.

Leider wird der gravierende Unterschied zwischen den künstlichen Gestagenen und dem körpereigenen Progesteron nicht nur von medi-zinischen Laien unterschätzt, sondern häufig auch von Ärzten. Daher kommt es relativ oft vor, dass man ein Gestagen-Präparat verschrieben bekommt, wenn eigentlich ein Progesteronmangel behandelt werden soll.

Follikel stimulierendes Hormon (FSH)

Das Follikel stimulierende Hormon (FSH) wird im Gehirn von der Hypophyse hergestellt. Es dient dazu, die Reifung des Eis im Eierstock zu fördern und die Ausschüttung der Östrogene zu stimulieren.

Wenn die Östrogenproduktion im Verlauf der Wechseljahre allmählich nachlässt, wird immer mehr FSH ausgeschüttet, um die Herstellung des Östrogens anzukurbeln.

Der FSH-Spiegel wird während der Wechseljahre daher immer höher und bleibt auch nach der Menopause dauerhaft erhöht.

Am erhöhten FSH-Spiegel kann man die fortschreitenden Wechseljahre oft deutlicher erkennen als an den Werten der Östrogene und des Progesterons.

Luteinisierendes Hormon (LH)

Auch das luteinisierende Hormon wird in der Hypophyse im Gehirn produziert.

Dieses Hormon fördert die Reifung des Eis, den Eisprung und schließlich auch die Bildung des Gelbkörpers.

Im Verlauf der Wechseljahre steigt die Produktion und der Spiegel des luteinisierenden Hormons etwa um das Dreifache an.

Testosteron

Das Testosteron ist eigentlich als Hormon der Männer bekannt.

Aber auch im weiblichen Körper wird eine geringe Menge Testosteron gebildet.

Testosteron verstärkt kraftvolles, teilweise sogar aggressives, Verhalten und stärkt die Libido von Männern und Frauen. Männer mit einem hohen Testosteronspiegel wirken besonders männlich und sind meistens besonders machtvoll und oft auch sexuell sehr erfolgreich.

Frauen mit einem hohen Testosteron-Spiegel wirken häufig relativ männlich und können sich oft überdurchschnittlich gut durchsetzen. Ihre Libido und Orgasmusfähigkeit ist meistens besonders gut ausgeprägt.

Testosteron-Dominanz

Bei manchen Frauen ist in ihrem gesamten Frauenleben der Testosteron-Spiegel höher als bei anderen Frauen üblich. Das ist jedoch eher die Ausnahme.

In den Wechseljahren ist der Testosteron-Spiegel jedoch bei vielen Frauen leicht erhöht. Manche ältere Frauen haben sogar einen höheren

Testosteron-Spiegel als manche gleich alte Männer. Da zudem die weiblichen Hormone weniger werden, ist bei den Frauen vor allem die relative Erhöhung des Testosterons im Vergleich zu den weiblichen Hormonen ausgeprägt.

Es kommt also zu einer Art Testosteron-Dominanz.

Durch die Testosteron-Dominanz wächst bei den betroffenen Frauen ein kleiner Damenbart und oft wird auch die Stimme etwas tiefer.

Bei vielen Frauen verändert sich auch die Form der Figur. Sie neigen eher zum Bauchansatz anstelle der breiten Hüften. Auch das innere Bauchfett nimmt häufig zu.

Frauen in den Wechseljahren bekommen also häufig die sonst eher für Männer typische Apfelform mit dickem Bauch. Man spricht daher auch manchmal vom Menopausen-Bauch.

So störend wie die Begleiterscheinungen der Testosteron-Dominanz sein können, so kann man jedoch auch ihre Vorteile nutzen.

Eine Testosteron-Dominanz ermöglicht den betroffenen Frauen, sich besser durchsetzen zu können und emotional stärker zu werden. Dadurch können sie im Verlauf der Wechseljahre zu stärkeren Frauen werden.

Das erklärt auch, warum bei einigen Naturvölkern, beispielsweise bei manchen Indianern Nordamerikas, ältere Frauen eine bedeutende Machtposition innehaben.

Die Testosteron-Dominanz kann auch die Freude am Sex erhöhen. Wenn man die trockenen Schleimhäute, die durch Progesteron- und Östrogen-mangel auftreten, mithilfe von Gels befeuchtet, kann das Geschlechts-leben also durchaus gewinnen.

Eine Testosteron-Dominanz kann übrigens auch gleichzeitig mit einer Östrogen-Dominanz auftreten, nämlich dann, wenn der Progesteron-spiegel besonders niedrig, der Östrogenspiegel nur leicht erniedrigt und der Testosteronspiegel leicht erhöht ist.

Andere wichtige Hormone

Außer den Geschlechtshormonen können auch einige der zahlreichen anderen Hormone während der Wechseljahre eine Rolle spielen.

Die Produktion der anderen Hormone wird teilweise durch die Schwankungen der Geschlechtshormone durcheinander gebracht. Teilweise wirken die Hormone auch nicht mehr so zuverlässig, wie vor den Wechseljahren. Es kommt zu sogenannten Resistenzen.

Schilddrüsen-Hormone

Die Schilddrüsen-Hormone sind sehr wichtige Hormone für die Steuerung der Stoffwechsel-Aktivität, der Körpertemperatur und der Herzaktivität. Über die Stoffwechselaktivität wird auch das Körpergewicht gesteuert.

Bei etwa einem Viertel aller Frauen in den Wechseljahren kommt es zu einer mehr oder weniger ausgeprägten Unterfunktion der Schilddrüse.

Außerdem wirken die Schilddrüsen-Hormone nicht richtig, wenn man eine Östrogen-Dominanz hat. Dabei handelt es sich um eine Schilddrüsen-Hormon-Resistenz. Diese Resistenz kann man vor allem an einem erhöhten Spiegel des Hormons TSH feststellen. Sie tritt auch bei normalen Werten der Hormone T-3 und T-4 auf.

Die Auswirkungen auf die Schilddrüsen-Hormone sind in den Wechseljahren also gleich doppelt ausgeprägt.

Die betroffenen Frauen nehmen meistens deutlich zu und fühlen sich schlapp und kraftlos.

Wenn die Östrogen-Dominanz erfolgreich behandelt wird, geht meistens auch die Schilddrüsen-Problematik spürbar zurück. Das liegt daran, dass die Schilddrüsen-Hormone wieder besser wirken können.

Bei einer echten Schilddrüsen-Unterfunktion müssen jedoch auch Schilddrüsen-Hormone als Medikament zugeführt werden. Bis die richtige Dosis gefunden ist, braucht es häufig eine Weile.

Es lohnt sich meistens, bei einer Schilddrüsen-Unterfunktion einen Facharzt für Hormonerkrankungen (Endokrinologe) aufzusuchen, damit die Dosis der Schilddrüsen-Hormone gut eingestellt werden kann.

Cortisol

Cortisol gehört zu den Stresshormonen, die in der Nebenniere hergestellt werden.

Unter den Stresshormonen ist Cortisol vor allem dafür zuständig, die Folgen von Stress zu verarbeiten. Daher tritt es meistens erst nach einer stressigen Situation in Erscheinung.

Dann setzt es Energie frei und gleicht die aufgewühlten Gefühle aus. Außerdem kann es allergische Reaktionen und Entzündungsvorgänge bremsen. Wegen dieser Fähigkeiten wird es auch häufig als Medikament Kortison eingesetzt.

Wenn der Cortisol-Spiegel jedoch durch Dauerstress häufig zu hoch ist, dann hat dies einige unerwünschte Wirkungen.

Besonders unerwünscht ist es, dass das innere Bauchfett deutlich zunimmt.

So führt dauerhafter Stress zu dem als ungesund bekannten dicken Bauch.

DHEA

DHEA (Dehydroepiandrosteron) ist ein Hormon, das unter anderem eine Vorstufe von Östrogenen und Testosteron darstellt. Es wird in der Nebenniere und bei Frauen auch in den Eierstöcken gebildet.

Da DHEA im jungen Erwachsenenalter in großen Mengen im Körper vorkommt und dann Jahr für Jahr immer weniger wird, steht es im Ruf, ein Jungbrunnen-Hormon zu sein. In Ländern, in denen man Hormone frei kaufen kann, gilt DHEA als eine Art Lifestyle-Mittel.

Medizinische Studien haben jedoch gezeigt, dass DHEA mitnichten eine Jungbrunnen-Wirkung hat, wenn man es bei einem altersgemäß passenden DHEA-Spiegel verwendet, um wieder die Werte der Zwanziger zu erreichen.

Nur wenn ein echter DHEA-Mangel besteht, also wenn ein junger Mensch einen niedrigen DHEA-Spiegel hat, ist die Gabe von DHEA als Medikament sinnvoll und wirkungsvoll.

Typische Beschwerden

Die Beschwerden der Wechseljahre können sehr vielfältig sein.

Es gibt einige sehr typische Beschwerden, wie Hitzewallungen oder Zyklusunregelmäßigkeiten, aber auch jede Menge unbekannterer Beschwerden, die häufig gar nicht mit den Wechseljahren assoziiert werden.

Hier eine Liste mit typischen Wechseljahrsbeschwerden:

- Antriebsschwäche
- Arthrose
- Bartwuchs
- Belastungs-Inkontinenz
- Bindegewebsschwäche
- Cellulite
- Depressionen
- Eierstockzysten
- Eisenmangel
- Falten
- Gallenbeschwerden
- Gebärmuttersenkung
- Gedächtnisschwäche
- Gelenkschmerzen
- Geschwollene Füße
- Haarausfall
- Hautalterung
- Herzklopfen
- Hexenschuss
- Hitzewallungen
- Juckreiz
- Kopfschmerzen
- Krampfadern
- Libido-Schwäche
- Menstruationsbeschwerden
- Migräne
- Muskelschmerzen
- Nachtschweiß
- Ödeme

- Orangenhaut
- Osteoporose
- Reizbarkeit
- Rückenschmerzen
- Schlaflosigkeit
- Schweißausbrüche
- Schwindelgefühl
- Stimmungsschwankungen
- Trockene Haut und Schleimhäute
- Unruhe
- Übergewicht
- Zyklusschwankungen

Natürlich leidet nicht jede Frau unter all diesen Beschwerden. Die meisten Frauen erleben nur einen Teil der typischen Wechseljahrsbeschwerden.

Besonders häufig sind:

- Hitzewallungen
- Reizbarkeit
- Schlafstörungen

Die einzelnen Beschwerden werden weiter hinten in diesem Buch einzeln beschrieben und Abhilfe dagegen vorgestellt (ab Seite 45).

Ob Beschwerden auftreten oder nicht, ist häufig nur eine Frage von feinen Justierungen im Körper. Dass Bewegung viele Beschwerden lindert, wurde weiter vorne schon erwähnt.

Auch ausreichend Wasser trinken, eine gemüsereiche Ernährung und zahlreiche Heilpflanzen können Wechseljahrsbeschwerden lindern.

Da die Beschwerden eng damit zusammenhängen, ob der gesamte Organismus ausgewogen ernährt wird und alles hat, was er braucht, können auch die Schüssler-Salze sehr gut gegen Wechseljahrsbeschwerden helfen. Die Schüsslersalze können dafür sorgen, dass der Körper gut mit den lebenswichtigen Mineralstoffen versorgt. Dadurch werden auch die Beschwerden geringer.

Heilende Lebensart

Allein durch die Lebensweise kann man das Fortschreiten der Wechseljahre verlangsamen und die typischen Beschwerden lindern oder gar zum Verschwinden bringen.

Die Kunst des Lebens wird als Heilmethode häufig gering geschätzt, weil sie weder mit Tabletten noch mit medizinischen Eingriffen verbunden ist.

Man kann sich diese Heilmethode nicht kaufen, sondern muss stattdessen seinen Lebensalltag ändern. Anfänglich bedeutet diese Umstellung für Viele eine Unbequemlichkeit, weil die neue Lebensart ungewohnt ist.

Doch es ist vielleicht gerade der Sinn der Wechseljahrsbeschwerden, das aktuelle Leben auf den Prüfstand zu stellen. Wenn man dadurch lernt, so zu leben, dass man sich wohler fühlt, hat man durch die Wechseljahre viel Lebensqualität gewonnen.

Generell kann jeder Aspekt des Lebens in den Wechseljahren in Frage gestellt werden. Bei manch einer Frau sind es die beruflichen Umstände, bei einer anderen vielleicht die Partnerschaft. Bei vielen Frauen ist es auch der Umgang mit sich selbst, der im Laufe der Jahre an Achtsamkeit verloren hat.

Fragen Sie sich, welche Aspekte in Ihrem Leben Ihnen gut tun und Ihr Wohlbefinden fördern. Fragen Sie sich auch, was Ihnen nicht gut tut und dadurch Ihre Wechseljahrsbeschwerden möglicherweise verstärkt.

Ändern Sie Ihr Leben in den Bereichen, in denen Änderungsbedarf besteht. In vielen Fällen werden die Wechseljahrsbeschwerden dadurch schon deutlich gelindert.

Nachfolgend werden einige typische Aspekte der Lebensweise beschrieben, die sich stark auf die Befindlichkeit in den Wechseljahren auswirken können.

Bewegung

Sport und allgemeine Bewegung sind für viele Frauen der wichtigste Schlüssel, um sich in den Wechseljahren wohl zu fühlen.

Durch regelmäßige aktive Bewegung kann man die Eierstöcke häufig wieder so weit aktivieren, dass die Hormonspiegel wieder ansteigen. Der Abfall der Hormonproduktion wird durch Sport auch langsamer und sanfter. Allein dadurch werden schon viele Wechseljahrsbeschwerden gelindert und das Befinden verbessert.

Bewegung trägt aber auch auf direkte Weise zur Linderung der Wechseljahrsbeschwerden bei.

Der Kreislauf und die Temperatursteuerung werden gestärkt, sodass Hitzewallungen weniger werden.

Die zu Arthrose neigenden Gelenke werden durch die vermehrt gebildete Gelenkschmiere gestärkt und die steif gewordenen Gelenkkapseln werden durch Gymnastik und Stretching wieder elastischer.

Übergewicht wird durch regelmäßige Bewegung verringert und erneutes Zunehmen verhindert.

Alle Körper-Organe, auch die Haut, profitieren von der verbesserten Durchblutung und funktionieren besser.

Die Seele wird ausgeglichener, wenn man sich häufig bewegt, bevorzugt an der frischen Luft. Dadurch wird man ausgeglichener. Reizbarkeit, Stimmungsschwankungen und Schlafstörungen werden geringer.

Als Sportart eignen sich alle Sportarten, die Freude machen und zu denen man körperlich in der Lage ist. Dass man Spaß an der Bewegung hat, ist wichtiger als die objektiv nützlichen Eigenschaften einer Sportart. Denn nur, wenn man einen Sport gerne macht, widmet man sich ihm gerne regelmäßig.

Sinnvoll ist es auch, wenn man sich für mehrere unterschiedliche Sportarten begeistern kann, denn die Vielfalt bei der Bewegung tut dem Körper besonders gut.

Ausdauersport ist eine wichtige Basis für Kreislauf, Stoffwechsel und Seele. Besonders gut sind Radfahren, Nordic Walking, Laufen, Wandern und Schwimmen.

Mit Kraftsport kann man die Muskeln stärken und dadurch den Stoffumsatz steigern, was beim Abnehmen hilft. Außerdem helfen starke Muskeln gegen Rückenschmerzen, Knieschmerzen und andere Bewegungs-Beschwerden.

Für die Beweglichkeit sind auch Gymnastik und Stretching sehr hilfreich. Dadurch wird die wechseljahrsbedingte Steifheit geringer und man kann sich wieder freier bewegen.

Wer gerne mit anderen Menschen Sport treibt, kann sich mit Mannschaftssportarten fit halten oder in Sportgruppen.

Außer Sport ist auch die Bewegung im Alltag wichtig und hilfreich.

Entspannung

Vielen Frauen in den Wechseljahren fällt es schwer, sich zu entspannen.

Berufstätige Frauen stehen oft mitten im Berufsstress. Da es für Menschen über 40 meistens schwierig ist, einen neuen Job zu finden, strengen sich Berufstätige im mittleren Alter oft sehr an, um ihren vorhandenen Job halten zu können.

Auch das Familienleben kann in der Phase der Wechseljahre sehr aufreibend sein. In manch einer Beziehung knirscht es erheblich, sei es wegen der Reizbarkeit der Frau, sei es, weil Beziehungen nach mehreren Jahren oft schwierig werden oder aus ganz anderen Gründen.

Viele Frauen in den Wechseljahren haben auch pubertierende Kinder im Haus, was bekanntlich meistens alles andere als einfach ist. Bei anderen Frauen haben die Kinder kürzlich das Elternhaus verlassen und die Frau muss sich auf ein neues Leben jenseits der Mutterrolle einstellen.

Zu allem äußeren Stress kommt noch die Belastung durch das eigene Älterwerden und die Wechseljahrsbeschwerden hinzu.

Es gibt also jede Menge Gründe, um mehr Entspannung zu lernen und ruhige Momente ins Leben zu bringen.

Für viele Frauen ist es hilfreich, eine gezielte Entspannungstechnik zu lernen, beispielsweise Autogenes Training oder Progressive Muskelentspannung.

Auch sanfte Entspannungssportarten wie Yoga, Qigong oder Tai Chi können sehr gut beim Entspannen helfen und tun zudem dem Körper sehr gut.

Außer speziellen Techniken zur Entspannung, ist es auch wichtig, dass man sich regelmäßige Freiräume nimmt. Jeden Tag braucht man eine eher kurze Auszeit, mindestens wöchentlich eine etwas längere Zeit nur für sich und hin und wieder mehrere Tage ohne Verpflichtungen.

In der Auszeit kann tun, was einem besonders viel Freude macht.

Hier einige Beispiele für erfreuliche Entspannungszeiten:

Ein gutes Buch lesen, in die Badewanne legen, gemütlich ausschlafen, Musik hören, Wandern in der Natur, ins Thermalbad gehen, eine Massage buchen, eine Freundin treffen.

Naturheilkundliche Behandlung

Die Naturheilkunde bietet zahlreiche Möglichkeiten, um Wechseljahrsbeschwerden zu lindern und das Wohlbefinden zu verbessern.

Am besten kombiniert man die Methoden der Naturheilkunde mit einer gesundheitsfördernden Lebensweise.

Wenn die Wechseljahrsbeschwerden stark sind, kann man die Naturheilkunde auch durch Methoden der Schulmedizin ergänzen.

Heilpflanzen

Heilkräuter sind seit alters her bekannt zur Linderung von Wechseljahrsbeschwerden.

Einige Heilpflanzen, wie beispielsweise die Schafgarbe oder der Frauenmantel, sind alte Klassiker in der pflanzlichen Frauenheilkunde.

Andere hingegen, beispielsweise die mexikanische Yamswurzel oder die nordamerikanische Traubensilberkerze, gewinnen hierzulande erst in letzter Zeit an Bedeutung.

Man kann Heilpflanzen als Tee, als Tinktur und manchmal auch in Tablettenform anwenden. Die Wahl der Zubereitungsform hängt in erster Linie von persönlichen Vorlieben ab.

Außer Heilpflanzen, die sich generell zur Behandlung aller Wechseljahrsbeschwerden eignen, weil sie auf das weibliche Hormonsystem einwirken, gibt es auch hunderte von Heilpflanzen, die gezielt gegen einzelne Beschwerden helfen. Letztere werden bei der Beschreibung der verschiedenen Beschwerden aufgelistet (siehe ab Seite 45).

Hier werden einige der wichtigsten Frauenheilpflanzen für die Wechseljahre kurz vorgestellt:

Mönchspfeffer - Vitex Agnus Castus

Die Samen des Mönchspfeffers fördern die körpereigene Bildung von Progesteron. Daher ist Mönchspfeffer vor allem in den ersten Jahren der Wechseljahre sehr wichtig und hilfreich.

Mönchspfeffer hilft vor allem gegen Hitzewallungen, Reizbarkeit, geschwollene Brüste, Periodenkrämpfe und Zyklusunregelmäßigkeiten.

Die beliebteste Anwendungsform des Mönchspfeffers sind Tabletten, die man in Apotheken kaufen kann.

Traubensilberkerze - Cimicifuga racemosa

Die Wurzel der Traubensilberkerze fördert die körpereigene Östrogen-Produktion und teilweise auch die Progesteronproduktion. Daher eignet sie sich besonders für die fortgeschrittenen Wechseljahre.

Die Traubensilberkerze hat außerdem noch direkte Heilwirkungen auf den Körper, weil sie krampflösend, entzündungshemmend und schmerz-stillend wirkt.

Daher kann man die Traubensilberkerze unter anderem gegen Hitze-wallungen, Schlaflosigkeit, leichte Depressionen, trockene Haut und Gelenkbeschwerden einsetzen.

Die beliebteste Anwendungsform der Traubensilberkerze sind Tabletten, die man in Apotheken kaufen kann.

Schafgarbe - Achillea millefolium

Die Schafgarbe ist eine alte mitteleuropäische Heilpflanze mit sehr vielseitigen Heilwirkungen. Sie wirkt unter anderem krampflösend, entzündungshemmend, blutstillend und stärkend auf die Blutgefäße.

Außerdem enthält die Schafgarbe pflanzliche Hormone, die dem Proge-steron ähnlich sind. Daher kann man sie bei Progesteronmangel, vor allem zu Beginn der Wechseljahre einsetzen.

Außer gegen die üblichen Wechseljahrsbeschwerden kann man die Schafgarbe unter anderem gegen Menstruationsbeschwerden, Durch-blutungsstörungen und Hautprobleme einsetzen.

Das blühende Kraut der Schafgarbe wird gerne als Tee angewendet.

Frauenmantel - Alchemilla vulgaris

Auch der Frauenmantel ist eine klassische Frauen-Heilpflanze. Er enthält geringe Mengen progesteronähnliche Wirkstoffe.

Daher eignet sich der Frauenmantel zu allgemeinen Behandlung von Wechseljahrsbeschwerden. Außerdem ist der Frauenmantel bekannt als Heilpflanze gegen Beschwerden der Unterleibsorgane, beispielsweise Menstruationsbeschwerden oder Weißfluss.

Frauenmantel wird gerne als Tee angewendet.

Rotklee - Trifolium pratense

Der Rotklee ist in den letzten Jahren als Heilpflanze gegen Wechsel-jahrsbeschwerden sehr beliebt geworden. Das liegt daran, dass Rotklee, ähnlich wie die Sojabohne, Isoflavone enthält. Isoflavone sind östro-genartige Substanzen. Außerdem enthält Rotklee noch weitere östrogenartige Substanzen.

Daher werden Rotklee-Präparate gegen den Östrogenmangel in den Wechseljahren eingesetzt.

Bei der Anwendung von Heilpflanzen mit östrogenartigen Substanzen sollte man jedoch berücksichtigen, dass sie eine bestehende Östrogen-Dominanz verstärken könnten. Daher wendet man sie besser erst in der zweiten Hälfte der Wechseljahre, wenn nicht nur das Progesteron, sondern auch die Östrogene erniedrigt sind.

Soja - Glycine max

Die Sojabohne enthält, ebenso wie der Rotklee, Isoflavone. Isoflavone sind östrogenartige Substanzen. Außerdem enthält die Sojabohne weitere östrogenartige Substanzen.

Deswegen werden Präparate aus der Sojabohne gegen Wechseljahrs-beschwerden angeboten.

Bei der Anwendung von Heilpflanzen mit östrogenartigen Substanzen sollte man jedoch berücksichtigen, dass sie eine bestehende Östrogen-Dominanz verstärken könnten. Daher wendet man sie besser erst in der zweiten Hälfte der Wechseljahre, wenn nicht nur das Progesteron, sondern auch die Östrogene erniedrigt sind.

Johanniskraut - Hypericum perforatum

Johanniskraut ist eine beliebte Heilpflanze zur Behandlung von leichten bis mittelschweren Depressionen. Außerdem wirkt Johanniskraut beruhigend auf ein gereiztes Nervensystem. In geringen Mengen enthält Johanniskraut auch östrogenähnliche Substanzen.

In den Wechseljahren wird Johanniskraut vor allem wegen der anti-depressiven Wirkung eingesetzt. Aber auch seine anderen Wirkungen werden gerne genutzt.

Man kann Johanniskraut sowohl als Tee oder Tinktur als auch als Fertigpräparat anwenden.

Melisse - Melissa officinalis

Die Melisse ist traditionell eine beliebte Heilpflanze in der Frauenheilkunde.

Sie wirkt vor allem beruhigend auf ein unruhiges Nervensystem. Man kann sie gegen Schlagstörungen und Stimmungsschwankungen einsetzen. Auch gegen Migräne kann Melisse helfen.

Bei Müdigkeit und Antriebsschwäche kann die Melisse sanft anregend wirken. Das klingt zwar paradox in Hinblick auf die beruhigende Wirkung. Es ist aber nicht paradox, sondern hängt damit zusammen, dass die Melisse ausgleichend auf die Nerven wirkt.

Melisse hat außerdem leichte progesteron- und östrogenähnliche Wirkungen und eignet sich daher sehr gut gegen Wechseljahrsbeschwerden.

Man kann Melisse als Tee, als Tinktur, als ätherisches Öl und als Fertigpräparat anwenden.

Passionsblume - Passiflora incarnata

Die Passionsblume ist eine Heilpflanze mit vorwiegend beruhigender Wirkung.

Sie enthält außerdem geringe Mengen progesteronartige Substanzen. Daher eignet sich die Passionsblume sehr gut, um die Unruhe und Reizbarkeit der frühen Wechseljahre zu behandeln.

Auch gegen Schlafstörungen im weiteren Verlauf der Wechseljahre kann man die Passionsblume anwenden.

Die Passionsblume kann man sehr gut als Tee trinken. Auch in manchen Fertigpräparaten ist sie enthalten.

Nachtkerze - Oenothera biennis

Die Samen der Nachtkerze enthalten in ihrem Öl unter anderem progesteronähnliche Substanzen.

Daher kann man sie gegen Wechseljahrsbeschwerden einsetzen. Außer gegen die typischen Wechseljahrsbeschwerden hilft die Nachtkerze auch gegen trockene Haut.

Man kann sie in Form von Kapseln anwenden.

Phytohormone

Viele Pflanzen enthalten hormonähnliche Substanzen, die "Phyto-hormone" genannt werden.

Diese Phytohormone können den verschiedensten Hormonen ähneln. Für die Behandlung von Wechseljahrsbeschwerden sind vor allem Phytohormone interessant, die dem Progesteron und den Östrogenen ähneln. Sie wirken zwar nicht genau so wie die menschlichen Hormone, können aber teilweise deren Aufgaben übernehmen.

Manche Pflanzen enthalten in erster Linie progesteronähnliche Phyto-hormone, andere östrogenähnliche Phytohormone (Phytoöstrogene) und wieder andere eine Mischung aus beiden.

Der Gehalt an Phytohormonen ist unterschiedlich hoch. Einige Phyto-hormon-Pflanzen enthalten einen hohen Anteil dieser Substanzen, bei zahllosen anderen sind nur geringe Spuren Phytohormone enthalten.

Für die Behandlung von Wechseljahrsbeschwerden sind vor allem die Pflanzen mit einem hohen Phytohormon-Anteil von Interesse.

Es gibt sowohl Heilpflanzen mit Phytohormonen als auch Nahrungs-pflanzen, die Phytohormone enthalten. Je nach Art der Pflanze kann man sie als Tee trinken, essen oder als Medikament einnehmen.

Hier folgt eine kleine Auswahl besonders wichtiger Phytohormon-Pflanzen:

Progesteronartige-Phytohorm.		Östrogenartige-Phytohormone	
Heilpflanzen	**Nahrung**	**Heilpflanzen**	**Nahrung**
Mönchspfeffer	Karotte	Rotklee	Soja
Yamswurzel	Salat	Hopfen	Granatapfel
Schafgarbe	Papaya	Johanniskraut	Apfel
Frauenmantel	Alfalfa	Baldrian	Leinsamen

Die Yamswurzel und Sojabohnen werden übrigens auch verwendet, um daraus im Labor naturidentische Hormonpräparate herzustellen (siehe Seite 43).

31

Teemischungen für die Wechseljahre

Für die verschiedenen Phasen der Wechseljahre kann man sich Tee-mischungen zusammenstellen, die gegen die jeweils besonders aktuellen Beschwerden helfen können.

Bei den nachfolgenden Teemischungen sind jeweils Kräuter mit 100 Gramm pro Mischung zusammengestellt. Diese 100 Gramm stellen einen gewissen Vorrat dar.

Für eine Tasse Tee nimmt man davon einen gehäuften Teelöffel und überbrüht ihn mit kochendem Wasser. Dann lässt man den Tee 10 bis 15 Minuten ziehen. Anschließend trinkt man ihn in kleinen Schlucken. Am besten trinkt man täglich drei Tassen der jeweils passenden Teemischung.

Teemischung für die Prämenopause

Diese Teemischung ist besonders für den Anfang der Wechseljahre ge-eignet, wenn in erster Linie das Progesteron verringert ist.

Die Kräuter helfen gegen den Progesteronmangel, wirken harmonisierend und lindern Kopfschmerzen, Hitzewallungen und Wasseransammlungen.

- 30 gr Schafgarbe
- 20 gr Frauenmantel
- 20 gr Melisse
- 10 gr Hauhechel
- 10 gr Lavendel
- 10 gr Passionsblume

Teemischung für die Perimenopause und Postmenopause

Diese Teemischung eignet sich für die zweite Hälfte der Wechseljahre.

Sie hilft gegen Östrogenmangel, und wirkt unter anderem stimmungs-aufhellend, entspannend, schweißhemmend und gegen Hitzewallungen.

- 20 gr Johanniskraut
- 20 gr Angelika
- 20 gr Ginseng
- 20 gr Salbei
- 10 gr Hopfen
- 10 gr Süßholz

Hausmittel

Mit einfachen Hausmitteln kann man ungefährliche Gesundheitsbeschwerden oft wirksamer und einfacher lindern als mit ausgefeilten Heilmethoden. Das gilt auch für die vielen Wechseljahrsbeschwerden.

Eine Wärmflasche hilft beispielsweise gegen Periodenkrämpfe und Rückenschmerzen und ein Quarkwickel gegen geschwollene, schmerzende Brüste. Mit Heilerde oder Schwedenkräutern kann man Bewegungsschmerzen lindern. Eine Gurkenmaske strafft die schlaffer werdende Gesichtshaut.

Wasser-Behandlungen

Behandlungen mit kaltem oder warmen Wasser kann man im weitesten Sinne auch zu den Hausmitteln zählen. Man kann sie aber auch als eigenständige Naturheilmethode betrachten (Kneipp-Kur).

Egal, wo man sie einordnet, können einfache Wasseranwendungen jedoch auf vielfältige Weise gegen Wechseljahrsbeschwerden helfen.

Kaltwasser-Anwendungen stärken durch Abhärtung zudem die Abwehrkräfte, sodass auch Erkältungen und andere Infektionen nur noch selten auftreten.

Für die Wechseljahre sind vor allem Kaltwasser-Güsse und -Bäder geeignet, weil man damit Hitzewallungen lindern kann.

Beispielsweise kann ein kalter Fußguss die überschüssige Hitze aus dem Körper ableiten und das Wohlbefinden wieder herstellen. Oft reicht es auch schon, wenn man sich das Gesicht kalt abwäscht.

Zur allgemeinen Belebung hilft ein kalter Armguss, bei dem man einfach am Waschbecken kaltes Wasser über die Unterarme laufen lässt.

Kalte Duschen stärken nicht nur die Abwehrkräfte, sondern auch die Haut, sodass sie weniger trocken ist.

Warmwasser-Anwendungen helfen beim Entspannen. Sie können ständige Reizbarkeit und Stimmungsschwankungen lindern. Bei trockener Haut sollte man jedoch nicht zu oft und zu lange baden und unbedingt einen rückfettenden Badezusatz verwenden.

Warme Wickel oder Teilbäder können gegen Muskelverspannungen und Krämpfe helfen.

Wärmflasche

Die Wärmflasche ist ein beliebtes Hausmittel, das schon unsere Groß-
mütter gerne eingesetzt haben, weil es so einfach und effektiv ist.

Mit einer Wärmflasche kann man Wärme überall dorthin bringen, wo
Muskeln verkrampft sind oder wo man Beschwerden durch Kälte hat.

Besonders geeignet ist die Wärmflasche bei Periodenkrämpfen. Sie hilft
aber auch hervorragend bei Rückenschmerzen, Magen- und Darm-
Krämpfen und sogar bei leichten Gallenproblemen. Natürlich hilft eine
Wärmflasche auch gegen kalte Füße.

Eine Wärmflasche wird einfach mit heißem Wasser gefüllt und in ein
Handtuch oder einen speziellen Beutel gehüllt. Dann legt man sie auf die
zu behandelnde Körperstelle auf.

Kombucha

Kombucha ist spezielles Teegetränk, das aus Asien kommt. Bei der
Herstellung wird süßer, schwarzer Tee von einem Teepilz so um-
gewandelt, das daraus ein vielseitiges Heilmittel entsteht.

Das Kombucha-Getränk baut Wasseransammlungen ab, stärkt die
Abwehrkräfte, belebt, entgiftet und vieles mehr. Man kann Kombucha
zur allgemeinen Stärkung der Gesundheit ergänzend zu anderen
Heilmethoden regelmäßig trinken.

Der Kombucha kann als fertiges Getränk gekauft werden oder man stellt
ihn selber mithilfe eines Teepilzes her. Solch ein Teepilz ist jedoch nicht
so einfach zu erhalten. Meistens erhält man ihn nur privat über Bekannte,
das Internet oder Kleinanzeigen.

Vom Kombucha-Trunk trinkt man ein bis drei Gläser täglich.

Heilerde

Heilerde ist besonders feine Erde, die man als Hausmittel innerlich und
äußerlich anwenden kann.

Äußerlich kann man Umschläge aus Heilerde machen. Sie lindern Entzündungen und Reizzustände, z.B. bei Gelenkschmerzen.

Für die innerliche Anwendung braucht man speziell dafür geeignete, besonders feine Heilerde. Diese Heilerde nimmt man löffelweise ein, um
Verdauungsstörungen zu lindern.

Schüssler-Salze

Bei der Biochemie nach Dr. Schüssler werden homöopathisch potenzierte Mineralsalze als Heilmittel eingesetzt. Die Idee hinter dieser Heilmethode ist die Vorstellungen, dass Krankheiten durch Mineral-Mangelzustände in den Körperzellen entstehen.

Durch homöopathische Potenzierung (stufenweise Verdünnung) sollen die fehlenden Mineralsalze leichter zu den Zellen vordringen können. Die Potenzierung bewirkt außerdem, dass die Schüsslersalze sehr sanft wirken und im Normalfall keine Nebenwirkungen haben

Es gibt zwölf verschiedene Schüsslersalze zur Basis-Behandlung. Diese werden auch "Funktionsmittel" genannt. Die Schüler von Dr. Schüssler haben weitere 15 Mittel entdeckt, die als Ergänzungssalze erhältlich sind.

Normalerweise werden Schüsslersalze als Laktose-Tabletten zum Lutschen angeboten. Wer eine Laktose-Intoleranz hat, kann auch Globuli (Streukügelchen) verwenden, die keine Laktose enthalten.

Dosierung der Schüsslersalze

Die übliche Tagesdosis liegt bei 3x täglich 2-6 Tabletten.

Bei akuten Beschwerden kann man die Tabletten auch in kurzen Zeitabständen einnehmen, beispielsweise alle 15 Minuten ein bis zwei Tabletten. Wenn die Beschwerden nachlassen, kann man zur normalen Dosis übergehen.

Manche Schüsslersalze-Anwender bevorzugen auch die Hochdosierung. Dabei werden die Tabletten teilweise im Minutenabstand eingenommen. Tagesdosierungen von über 100 Tabletten sind keine Seltenheit.

Anwendung der Schüsslersalze

Die Tabletten nimmt man einzeln ein und lässt sie im Munde zergehen.

Dadurch lösen sich die Laktose und die darin eingebetteten Mineralsalze auf und können von der Mundschleimhaut aufgenommen werden. Von der Mundschleimhaut wandern sie direkt in den Blutkreislauf und können so schnell zu den Körperzellen gelangen.

Wenn man eine besonders intensive Anwendung will, kann man sieben bis zehn Tabletten in heißem Wasser auflösen und schluckweise trinken. Diese Anwendungsart nennt man auch Heißgetränk oder "Heiße 7", denn sie wird häufig mit dem Salz Nr. 7 angewendet.

Schüssler-Kur für die Wechseljahre

Man kann Schüssler-Salze sehr gut kurmäßig anwenden, um über einen Zeitraum von mehreren Wochen eine besonders nachhaltige Wirkung zu erzielen.

Bei einer Schüssler-Kur nimmt man bevorzugt drei verschiedene Mittel ein. Ein Mittel morgens, ein anderes mittags und das dritte am Abend. Jeweils 3 Tabletten. Wer will kann auch bei jeder Einnahme je eine Tablette von jedem der Mittel nehmen.

Die Kur wird drei bis sechs Wochen lang durchgeführt.

Folgende Schüsslersalze eignen sich gut für eine Wechseljahrs-Kur:

* Nr. 1 Calcium Fluoratum
* Nr. 3 Ferrum Phosphoricum
* Nr. 7 Magnesium Phosphoricum

Liste der Funktionsmittel

Hier finden Sie eine Liste der zwölf Funktionsmittel und die Gewebearten, auf die sie bevorzugt wirken.

Die 12 Funktionsmittel		Wirkt vor allem auf:
Nr. 1.	Calcium Fluoratum	Bindegewebe, Haut, Gelenke
Nr. 2.	Calcium Phosphoricum	Knochen und Zähne
Nr. 3.	Ferrum Phosphoricum	Immunsystem
Nr. 4.	Kalium Chloratum	Schleimhäute
Nr. 5.	Kalium Phosphoricum	Nerven
Nr. 6.	Kalium Sulfuricum	Stoffwechsel
Nr. 7.	Magnesium Phosphoricum	Muskeln
Nr. 8.	Natrium Chloratum	Flüssigkeitshaushalt
Nr. 9.	Natrium Phosphoricum	Stoffwechsel
Nr. 10.	Natrium Sulfuricum	Entschlackung
Nr. 11.	Silicea	Bindegewebe, Haut, Haare
Nr. 12.	Calcium Sulfuricum	Gelenke, Eiter

Homöopathie

Die beliebte Heilmethode Homöopathie wurde Anfang des 19. Jahrhunderts von Samuel Hahnemann entwickelt.

Sie basiert auf folgendem Grundsatz:

"Similia similibus curentur - Ähnliches wird durch Ähnliches geheilt."

Als Heilmittel wird also ein Mittel eingesetzt, das beim Gesunden sehr ähnliche Beschwerden auslöst.

Die Arzneimittel werden mehr oder weniger stark potenziert angewendet. Die Potenzierung ist eine stufenweise Verdünnung. Die Wirkung eines Mittels soll dadurch verbessert werden. Die Potenzen werden meistens entweder in Zehner-Stufen (D-Potenzen) oder in Hunderter-Stufen (C-Potenzen) verdünnt.

Ab einer Potenz von D6 aufsteigend kann man davon ausgehen, dass das Mittel so stark verdünnt ist, dass selbst bei starken Giftsubstanzen als Ausgangssubstanz (z.B. Aconitum = Eisenhut) keine Giftwirkung mehr davon ausgeht. Homöopathische Mittel sind also im Allgemeinen ungefährlich und nebenwirkungsarm.

Die klassische Homöopathie arbeitet häufig mit hohen Potenzen. Zur Auswahl des richtigen Mittels muss man von einem erfahrenen Homöopathen ausführlich befragt werden. Daher ist die klassische Homöopathie mit Hochpotenzen nicht für die Selbstbehandlung durch Laien geeignet. Zur Selbsthandlung eignen sich eher niedrige Potenzen zwischen D2 und D12.

Man kann diese homöopathischen Mittel als Tropfen oder als Globuli einnehmen. Eine typische Dosierung wäre 3x täglich 5 bis 20 Tropfen oder Globuli.

Hier einige typische Mittel für die Wechseljahre:

Pulsatilla	für sehr weibliche Frauen
Lachesis	für emotionale, redefreudige Frauen
Calcium carbonicum	für übergewichtige, blasse Frauen
Ignatia	für empfindsame, unausgeglichene Frauen
Sepia	für reizbare, extrovertierte Frauen

Aromatherapie

Bei der Aromatherapie werden die ätherischen Öle von Pflanzen zu Heilzwecken eingesetzt.

Ätherische Öle haben einerseits häufig eine Wirkung auf die Psyche, sie wirken entspannend oder belebend. Außerdem wirken ätherische Öle oft antibakteriell, entzündungshemmend und krampflösend.

Um die psychische Wirkung der ätherischen Öle zu nutzen, kann man sie in einer Duftlampe verdampfen lassen, in Duftkissen verwenden oder als Badezusatz einsetzen.

Für eine Wirkung auf die Haut, die Schleimhäute oder den Bewegungs-apparat kann man ätherische Öle in Salben einrühren oder als Umschlag anwenden.

Wichtig! Da ätherische Öle sehr intensiv sind, sollte man sie nicht unverdünnt auf die Haut auftragen!

Hier einige ätherische Öle, die zur Behandlung von Wechseljahrs-beschwerden hilfreich sein können.

Ätherisches Öl	Wirkung
Benzoe	entspannend, hautpflegend, krampflösend
Bergamotte	entspannend, antidepressiv, hautpflegend, krampflösend, stärkend
Fichte	anregend, schmerzlindernd, entzündungshemmend bei Gelenkbeschwerden
Geranie	ausgleichend, stimmungsaufhellend
Jasmin	aphrodisierend, anregend, entspannend
Kiefer	anregend, schmerzlindernd, entzündungshemmend bei Gelenkbeschwerden
Lavendel	ausgleichend, beruhigend, entzündungs-hemmend, krampflösend, lindernd, schlaffördernd, schmerzlindernd
Rose	ausgleichend, harmonisierend, stärkend
Ylang Ylang	aphrodisierend, entspannend, hautpflegend

Edelstein-Heilkunde

Die Heilkunde mit Edelsteinen wurde schon im 12. Jahrhundert von Hildegard von Bingen beschrieben.

Bei der Edelsteinheilkunde werden Edelsteine und Halbedelsteine äußerlich und innerlich als Heilmittel eingesetzt.

Die Heilwirkung der Edelsteine ist feinstofflich, sie kann auch als esoterisch bezeichnet. Daher ist sie naturgemäß frei von Nebenwirkungen und eignet sich gut zur ergänzenden Behandlung von Gesundheitsbeschwerden.

Man kann Halbedelsteine auf vielfache Weise anwenden.

Kieselstein-große Handschmeichler kann man in der Hand halten, in die Hosentasche stecken oder bei Entspannungsübungen auf den Körper legen.

Schmucksteine kann man als Ketten-Anhänger tragen oder als Armband.

Zur innerlichen Einnahme kann man eine Edelstein-Essenz zubereiten. Dazu legt man mehrere Edelsteine für zwei bis sechs Wochen in destilliertes Wasser oder Mineralwasser ein. In dieser Zeit nimmt das Wasser die feinstofflichen Schwingungen der Steine auf. Von dieser Edelstein-Essenz kann man 3x täglich 10 bis 50 Tropfen einnehmen.

Hier eine Liste besonders beliebter Heilsteine:

Edelstein	Wirkung
Achat	aktivierend, regenerierend, zentrierend
Amethyst	schmerzlindernd, gegen Kopfschmerzen und Schlaflosigkeit
Aventurin	entzündungshemmend, schmerzlindernd, gegen Übergewicht und Hautbeschwerden
Hämatit	gegen Blutungen und Hautentzündungen
Mondstein	rhythmisierend, gegen Wechseljahrsbeschwerden und PMS
Rosenquarz	beruhigend, krampflösend, gegen Periodenkrämpfe und Traurigkeit

Bachblüten

Bei den vom englischen Arzt Dr. Bach entwickelten Bachblüten wird die feinstoffliche Wirkung von Blüten auf Wasser übertragen.

Diese Blütenessenz soll dabei helfen, die Seele zu harmonisieren. Bachblüten wirken also auf seelische Beschwerden ein.

Körperliche Beschwerden werden nur indirekt durch Bachblüten beeinflusst, wenn die Beschwerden seelische Wurzeln haben.

Die Bachblüten kann man als konzentrierte Essenz in der Apotheke kaufen.

Daraus bereitet man ein Einnahmefläschchen mit 2 Tropfen Essenz auf 20 ml Wasser und 10 ml Brandy.

Von dieser Mischung nimmt man 4x täglich 4 Tropfen ein. Man kann bis zu 7 Sorten Bachblüten in einer Einnahmeflasche mischen (jeweils 2 Tropfen).

Die 38 Bachblüten können nach sieben Einsatzbereichen gruppiert werden:

Gruppe	Bachblüten
Angst	Aspen, Cherry Plum, Mimulus, Red Chestnut, Rock Rose
Unsicherheit	Cerato, Gentian, Gorse, Hornbeam, Scleranthus, Wild Oat
Abwesenheit	Chestnut Bud, Clematis, Honeysuckle, Mustard, Olive, White Chestnut, Wild Rose
Einsamkeit	Heather, Impatiens, Water Violet
Beinfluss-barkeit	Agrimony, Centaury, Holly, Walnut
Mutlosigkeit	Crab Apple, Elm, Larch, Oak, Pine, Star of Bethlehem, Sweet Chestnut, Willow
Besorgtheit	Beech, Chicory, Rock Water, Vervain, Vine

Ernährung

Mit seiner Ernährung kann man dazu beitragen, dass man sich in den Wechseljahren möglichst wohl fühlt und nur wenig unter Beschwerden leidet.

Viele Frauen haben in den Wechseljahren auch Probleme, ihr Gewicht zu halten, denn durch den Wegfall der Ei-Produktion verbraucht der Körper etwa 300 kcal weniger pro Tag als in den fruchtbaren Jahren. Außerdem wirken der Progesteronmangel und eine häufig auftretende Schilddrüsenunterfunktion gewichtssteigernd.

Um das Gewicht zu halten oder eventuelles Übergewicht abzunehmen, ist daher eine Umstellung der Ernährungsgewohnheiten notwendig.

Generell gelten auch in den Wechseljahren die allgemeinen Regeln für eine gesunde Ernährung:

- Möglichst viel Obst und Gemüse, sofern man es verträgt.
- Vollkorn statt Weißmehl, wenn man es verträgt.
- Abends möglichst kohlenhydratarm essen (kein Brot, Reis oder Nudeln).
- Etwa fünf Stunden Pause zwischen den Mahlzeiten.
- Essen, nur wenn man hungrig ist.
- Aufhören mit dem Essen, wenn man satt ist.
- Fett und Kohlenhydrate etwas reduzieren.
- Süßigkeiten und Salz-Snacks reduzieren.
- Zuckerhaltige Limonaden-Getränke reduzieren.

Wenn man in der Lage ist, diese Faustregeln einzuhalten, ist schon viel gewonnen.

Besonders förderlich in den Wechseljahren sind Nahrungsmittel, die Phytohormone enthalten. Dazu gehören unter anderem:

Karotten	progesteronartig
Kopfsalat	progesteronartig
Papaya	progesteronartig
Alfalfa	progesteronartig und hormon-ausgleichend
Soja	östrogenartig

Schulmedizin

Die Schulmedizin (evidenzbasierte Medizin) bietet Behandlungsmöglichkeiten, die auch bei schweren, hartnäckigen Wechseljahrsbeschwerden helfen können.

Teilweise haben die schulmedizinischen Medikamente auch deutliche
Nebenwirkungen, weshalb viele Frauen heutzutage versuchen, bei
leichten Beschwerden mit der Naturheilkunde auszukommen. Aber wenn
die Beschwerden nicht mehr mit naturheilkundlichen Methoden in den
Griff zu bekommen sind, kann sich die Schulmedizin als Segen erweisen.

Hormon-Ersatz-Therapie (HET)

Der Klassiker der schulmedizinischen Wechseljahrs-Behandlung ist die
Hormon-Ersatz-Therapie (HET).

Bei dieser Therapieform werden synthetische Östrogene und Gestagene
in Tablettenform verabreicht, um die unangenehmen Folgen des Hormon-
mangels auszugleichen. Die synthetischen Hormone ähneln den menschlichen Hormonen nur ungefähr, was es den Herstellern ermöglicht, sie
patentieren zu lassen.

Ursprünglich versprach die Hormon-Ersatz-Therapie Jugend bis ins hohe
Alter.

Viele Frauen, die gleich zu Beginn der Wechseljahre mit der HET
begonnen haben und diese über viele Jahre hinweg fortgeführt haben,
sind davon auch sehr begeistert, weil ihnen viele der typischen Beschwerden erspart blieben. Sie fühlen sich auch äußerlich jünger und schöner.

Umfangreiche Studien in den USA haben jedoch im Jahre 2003 heraus-
gefunden, dass die HET das Risiko erhöht, an Herzinfarkt, Schlaganfall,
Brustkrebs und Gebärmutterkrebs zu erkranken.

Seitdem ist die HET erheblich in Verruf gekommen. Frauen in den
Wechseljahren sind stark verunsichert, ob sie Hormontabletten einnehmen sollen oder nicht.

Als Kompromiss bietet sich an, Hormontabletten nur vorübergehend in
Phasen mit sehr starken Wechseljahrsbeschwerden einzusetzen.

Wenn man synthetische Hormone nur kurzzeitig einnimmt, ist auch die
Gefahr von gefährlichen Folgen eher gering.

Naturidentische Hormone

Eine Alternative zur klassischen Hormon-Ersatz-Therapie stellt die Behandlung mit naturidentischen Hormonen dar.

Die naturidentischen Hormone werden aus phytohormonhaltigen Pflanzen wie Yamswurzel oder Sojabohnen hergestellt. Sie entsprechen in ihrem chemischen Aufbau genau den Hormonen im menschlichen Körper. Es gibt sie als Östrogene und als Progesteron.

Wegen des körpereigenen Aufbaus dieser naturidentischen Hormone, haben sie nahezu keine Nebenwirkungen. Falls man mal zu viel von diesen Hormonen anwendet, können sie auch problemlos vom Körper abgebaut werden.

Da man diese naturidentischen Hormone nicht patentieren lassen kann, werden sie von der Pharmaindustrie eher stiefmütterlich behandelt. Auch den meisten Ärzten ist ihre Anwendung bislang kaum vertraut und man erhält sie nur auf ausdrücklichen Wunsch.

Naturidentische Hormone werden bevorzugt als Creme zubereitet. Durch die äußerliche Anwendung kommt man nämlich mit sehr geringen Dosierungen aus.

Eine Anwendung als Tablette muss deutlich höher dosiert werden, weil bei der innerlichen Anwendung die Wirkstoffe zunächst durch den Verdauungskanal und die Leber wandern müssen. In der Leber wird ein Großteil der Hormone abgebaut. Dadurch wird nicht nur die Wirkung der eingenommenen Hormone verringert, sondern auch die Leber belastet. Das kann zu verschiedenen Nebenwirkungen führen.

Als Creme kann man die Hormone nicht nur gering, sondern auch sehr individuell nach Bedarf dosieren. Die Menge, die man einreibt, kann man nämlich selber bestimmen. Bei Tabletten ist es erheblich schwieriger, die angewendete Menge selbst zu dosieren.

Hormon-Cremes werden an wechselnden Stellen des Körpers aufgetragen. Besonders geeignete Stellen sind dort, wo die Haut dünn ist: an den inneren Unterarmen, innen an den Oberschenkeln, in der Leistengegend, auf den Brüsten, am Hals.

Normalerweise werden Hormoncremes nur etwa drei Wochen pro Monat angewendet. Dann macht man eine Woche Pause, um einer eventuellen Periodenblutung eine Chance zu geben. Wenn die Periode von selbst auftritt, macht man zu diesem Zeitpunkt eine Pause.

Medikamente zur Symptomlinderung

Die Schulmedizin bietet natürlich nicht nur Hormone an, um Wechseljahrsbeschwerden zu lindern.

Für alle Arten von verschiedenen Beschwerden werden unterschiedliche Medikamente und Behandlungsmethoden angeboten.

Das reicht von Schmerzmitteln gegen Kopfschmerzen und Gelenkschmerzen, über entwässernde Mittel gegen Wassereinlagerungen bis hin zu Schlafmitteln gegen Schlafstörungen.

Bei bestimmungsgemäßer, gelegentlicher Anwendung können die schulmedizinischen Medikamente eine sinnvolle Hilfe gegen starke Beschwerden sein.

Wenn man sie jedoch regelmäßig und häufig anwendet, kann der gesundheitliche Schaden den Nutzen überwinden. Dies ist beispielsweise dann der Fall, wenn man jahrelang jeden Abend Schlafmittel einnimmt, um schlafen zu können. Dadurch kann man anhängig werden und starke Langzeitschäden erleiden.

Wechseljahrsbeschwerden

Auf den folgenden Seiten finden Sie die wichtigsten Wechseljahrs-beschwerden und Möglichkeiten ihrer Behandlung.

Auf einen erklärenden Text folgen immer einige wichtige Informationen darüber, wann man zu Arzt muss und wie das Gesundheitsproblem behandelt werden kann.

Folgende Punkte werden aufgeführt:

Wann zum Arzt: Wann man zum Arzt gehen sollte.

Schulmedizin: Wie die Schulmedizin die Krankheit behandelt.

Heilpflanzen: Heilkräuter, die sich zur Behandlung eignen.

Hausmittel: Geeignete Hausmittel

Schüsslersalze-Behandlung: Besonders geeignete Schüsslersalze

Homöopathie: Geeignete homöopathische Mittel für Laien

Ätherische Öle: Aromatherapie für Duftlampe oder Duftöl

Edelsteine: Unterstützung durch Halbedelsteine

Bachblüten: Geeignete Bachblüten für die Seele

Antriebsschwäche

Viele Frauen leiden in den Wechseljahren unter Antriebsschwäche. Die Hormonumstellungen belasten den Körper und die Seele, sodass nicht die volle Leistungsfähigkeit zur Verfügung steht. Häufig müssen Frauen in dieser Lebensphase zusätzlich hohe berufliche oder familiäre Anforderungen erfüllen, die zusätzlich belasten.

Antriebsschwäche kann auch ein erstes oder einziges Symptom für Depressionen sein, die ihrerseits häufig in den Wechseljahren auftreten. Wenn die Antriebsschwäche sehr stark ausgeprägt ist, sollte man sich nicht scheuen, die professionelle Hilfe eines Psychologen anzunehmen.

Wann zum Arzt: Bei ausgeprägter Leistungsschwäche

Schulmedizin: Evtl. Medikamente

Heilpflanzen: Johanniskraut, Rosmarin

Hausmittel: Kalte Fußbäder, Kombucha, Wasser trinken

Schüsslersalze-Behandlung: Nr. 5, 6, 8

Homöopathie: Acidum phosphoricum D6, Luffa D6, Sulfur D6

Ätherische Öle: Bergamotte, Melisse, Rose, Rosmarin

Edelsteine: Opal

Bachblüten: Clematis, Hornbeam, Wild Rose

Arthrose

Durch die Hormonumstellung in den Wechseljahren wird das Binde-gewebe unelastischer und schlechter versorgt. Zum Bindegewebe gehören auch Knorpel und Knochen. Daher ist es kein Wunder, das auch die Gelenke in Mitleidenschaft gezogen werden können.

Bei vielen Frauen beginnt während der Wechseljahre eine mehr oder weniger ausgeprägte Arthrose. Bei Arthrose nutzen sich die Knorpel-flächen der Gelenke ab. Dadurch kommt es zu Schmerzen und Bewegungseinschränkungen.

Ganz verkehrt wäre es, bei Arthrose die Bewegung vollständig einzu-stellen. Die Gelenke brauchen Bewegung, um Gelenkschmiere zu bilden. Die Gelenkschmiere schmiert nicht nur die Gelenke, sondern ernährt auch den Knorpel. Dadurch können die Arthrose-Beschwerden wieder nachlassen, wenn man sich regelmäßig bewegt. Natürlich sollte man die Bewegung nicht übertreiben, sondern mit Vorsicht angehen.

Wann zum Arzt: Bei starker Bewegungseinschränkung

Schulmedizin: Schmerzmittel, Salben, Künstliche Gelenke

Heilpflanzen: Teufelskralle, Beinwell, Kampfer

Hausmittel: Regelmäßige Bewegung, Gelatine-Kapseln, Viel trinken, Schwedenkräuter

Schüsslersalze-Behandlung: Nr. 1, 8, 11

Homöopathie: Acidum formicicum D6

Ätherische Öle: Eukalyptus, Kiefer, Wacholder

Edelsteine: Achat, Fluorit, Granat

Bartwuchs / Hirsutismus

Schon zu Beginn der Wechseljahre bekommen viele Frauen einen leich-ten Bartwuchs, der nach und nach immer stärker wird.

Bei einigen Frauen sprießen die Barthaare nur über der Oberlippe. Das ist bei dunkelhaarigen Frauen oft auch schon vor der Wechseljahren der Fall.

Bei anderen Frauen wachsen auch Barthaare am Kinn, erst nur einzelne, dann immer mehr, bis sich ein schwaches Ziegenbärtchen bildet.

Dieser Bartwuchs hängt damit zusammen, dass die weiblichen Hormone insgesamt weniger werden. Vor allem der Progesteronmangel macht sich hier deutlich bemerkbar. Dadurch wirken sich die männlichen Hormone (Androgene), vor allem das Testosteron, stärker aus. Frauen produzieren zwar nur geringe Mengen männliche Hormone, aber wenn die weiblichen Hormone nachlassen, reichen die geringen Mengen der männlichen Hormone aus, um den Bart wachsen zu lassen.

Am Anfang reicht es meistens, die sprießenden Barthaare hin und wieder einzeln auszuzupfen, wenn man sie wieder loswerden will.

Im Laufe der Zeit kann es notwendig werden, sie regelmäßig zu rasieren, wenn man ein bartfreies Gesicht haben will.

Durch Laserbehandlungen kann man die vorhandenen Barthaare dauerhaft entfernen, aber neue Haare können an anderen Stellen sprießen.

Hausmittel: Auszupfen, rasieren

Schüsslersalze-Behandlung: Nr. 1, 2, 7

Belastungs-Inkontinenz

Bei vielen Frauen kommt es in der Zeit der Wechseljahre zu einer Belastungs-Inkontinenz. Bei einer Belastungs-Inkontinenz kann man bei bestimmten Belastungen, wie Husten, Niesen oder Springen, das Wasser in der Blase nicht mehr halten. Einzelne Harn-Spritzer gehen ab.

Die Belastungs-Inkontinenz entsteht meistens durch eine Kombination aus einem schwachen Beckenboden und einer Gebärmutter- oder Blasensenkung. Oft kommt es nach Geburten zu Senkungen.

In den Wechseljahren verschlimmert sich die Situation, weil die Hormonumstellung das Bindegewebe schwächt, sodass sowohl eine eventuelle Senkung als auch eine Beckenbodenschwäche stärker werden.

Um den Beckenboden zu stärken, hilft es, ihn regelmäßig zu trainieren, indem man die Beckenbodenmuskeln anspannt.

Wann zum Arzt: Bei Problemen im Alltag.

Heilpflanzen: Bärentraube, Cranberries, Schachtelhalm

Hausmittel: Beckenbodentraining, Autogenes Training

Schüsslersalze-Behandlung: Nr. 1, 5, 11

Homöopathie: Apis mellifica D6, Belladonna D6, Ferrum phosph. D6

Ätherische Öle: Bergamotte

Edelsteine: Achat, Citrin, Jaspis

Bindegewebsschwäche

Ein schwaches Bindegewebe kann viele Auswirkungen haben. Typische Beschwerden durch Bindegewebsschwäche sind Krampfadern, Leistenbruch, schlaffe Haut, Falten. Die Neigung zu schwachem Bindegewebe ist meistens angeboren.

Durch die Lebensweise, Ernährung und Mineralstoffversorgung kann die Elastizität und Stärke des Bindegewebes jedoch beeinflusst werden. Mit zunehmendem Alter lässt die Elastizität des Bindegewebes meistens nach. Vor allem in den Wechseljahren kann das Bindegewebe in relativ kurzer Zeit an Kraft verlieren.

Wichtig ist regelmäßige Bewegung, ausreichend trinken und eine ausgewogene Ernährung.

Wann zum Arzt: Bei Verletzungen, z.B. Verstauchung.

Schulmedizin: Regelmäßiger Sport

Heilpflanzen: Ackerschachtelhalm, Efeu, Rosskastanie

Hausmittel: Ausreichend trinken, Einreibungen

Schüsslersalze-Behandlung: Nr. 1, 8, 11, Salbe Nr. 11

Homöopathie: Calcium fluoratum D6

Ätherische Öle: Wacholder, Zypresse

Blasenentzündung

Blasenentzündungen gehören normalerweise nicht zu den klassischen Wechseljahrsbeschwerden, denn Frauen jeden Alters können an Blasenentzündungen erkranken.

Doch in den Wechseljahren erkranken viele Frauen das erste Mal an einer Blasenentzündung und neigen häufig fortan zu dieser quälenden Erkrankung.

Der Grund für das erstmalige Auftreten von Blasenentzündungen während der Wechseljahre sind vor allem die trockenen Schleimhäute, die typisch für die Wechseljahre sind (siehe Seite 85).

Auch die Blase ist mit Schleimhaut ausgekleidet. Diese Schleimhaut sorgt dafür, dass die Blase gesund bleibt und der saure Urin nicht das Gewebe der Blase angreifen kann.

Doch wenn die Schleimhaut trockener wird, funktioniert sie auch schlechter und kann ihre Schutzfunktion nur noch eingeschränkt ausüben.

Außerdem werden die Schleimhäute des Genitalbereiches trockener und weniger leistungsfähig, sodass die Darmbakterien sich dort leichter festsetzen und zur Blase wandern können.

Hinzu kommt, dass viele Frauen in den Wechseljahren eine mehr oder weniger ausgeprägte Blasensenkung haben. Die Blase gerät dadurch unter Druck und kann sich oft nicht vollständig entleeren. Die verbleibenden Urinreste reizen die Blasenschleimhaut zusätzlich.

Um Blasenentzündungen vorzubeugen, sollte man immer viel trinken, um die Blase gut durchzuspülen. Außerdem ist es wichtig, die Füße und den Unterleib immer gut warm zu halten.

Zu Beginn einer Blasenentzündung ist es hilfreich, wenn man extrem viel trinkt (3 Liter in 4 Stunden), am besten Blasentee. Außerdem sollte man häufig zur Toilette gehen und sich unbedingt sehr warm halten. Wenn man Glück hat, kann man dadurch die Blasenentzündung im Keim ersticken.

Wichtiger Hinweis: Bei der Behandlung einer Blasenentzündung ist es wichtig zu wissen, dass man nur leichte Blasenentzündungen ohne Antibiotika auskurieren kann. Sobald eine Blasenentzündung schwerer verläuft oder gar Fieber auftritt, muss man unbedingt den Arzt aufsuchen und sich Antibiotika verschreiben lassen. Eine schwere Blasenentzündung kann sich relativ leicht zu einer Nierenbeckenentzündung entwickeln, die im Ernstfall sogar tödliche Folgen haben kann. Mit einer Blasenentzündung ist also nicht zu spaßen.

Wann zum Arzt: bei starken Beschwerden, Blut im Urin oder Fieber

Schulmedizin: Antibiotika

Heilpflanzen: Bärentraubenblätter, Birke, Hauhechel

Hausmittel: Viel trinken, warmes Fußbad, Wärmflasche

Schüsslersalze-Behandlung: Nr. 3, 4, 9

Homöopathie: Apis mellifica D6, Berberis D4, Dulcamara D6

Ätherische Öle: Bergamotte, Cajeput, Kiefer

Edelsteine: Achat

Bachblüten: Aspen, Mimulus,

Brustknoten

Durch Östrogen-Dominanz kann es in den Wechseljahren auch häufig zu Knoten in der Brust kommen.

Die meisten dieser Knoten sind gutartig. Doch weil auch immer die Gefahr besteht, dass ein Brustkrebs entstehen kann, sollte man jeden Brustknoten sorgfältig vom Arzt untersuchen lassen.

Manche Frauen bekommen immer wieder neue Brustknoten, sodass es für sie eine starke psychische Belastung ist, weil sie bei jedem Knoten eine berechtigte Angst vor Krebs haben.

Meistens treten die Brustknoten zusammen mit Brustschwellung und Schmerzen auf, sodass die betroffenen Frauen auch noch körperliche Beschwerden haben.

Gegen die Neigung zu häufigen Brustknoten kann eine äußerliche Behandlung mit Progesteron-Gel helfen.

Auf eine östrogenreiche Hormonersatztherapie sollten Frauen mit Brustknoten unbedingt verzichten. Eine Östrogenbehandlung verstärkt nämlich das Risiko an Brustkrebs zu erkranken.

Wann zum Arzt: Beim Auftreten von Brustknoten.

Schulmedizin: Evtl. Operation

Heilpflanzen: Yams-Wurzel, Frauenmantel, Schafgarbe

Hausmittel: Quarkwickel, Schwedenkräuter-Umschlag

Schüsslersalze-Behandlung: Nr. 1, 9, 11

Homöopathie: Conium macalatum D6

Brustschmerzen / Mastopathie

Vor allem in der ersten Hälfte der Wechseljahre kommt es häufig zu geschwollenen, schmerzenden Brüsten.

Dieses Phänomen hängt mit dem Progesteronmangel und der daraus resultierenden Östrogen-Dominanz zusammen.

Durch die Östrogen-Dominanz schwellen die Brustdrüsen und das gesamte Brustgewebe an. Da die Brüste diese Schwellung nicht gewöhnt sind, entstehen Schmerzen.

Manchmal treten sogar einige Tropfen Milch aus der Brust aus. Dies passiert, wenn zusätzlich noch der Prolaktin-Spiegel erhöht ist - ein relativ häufiges Phänomen.

Gegen die schmerzhaft geschwollene Brust helfen kühlende Quarkwickel oder Schwedenkräuter-Umschläge.

Effektive Erleichterung kann auch eine Progesteron-Creme bringen, die man auf die Brust einreibt. Das muss man aber regelmäßig tun, um einen spürbaren Effekt zu erhalten.

Wann zum Arzt: bei starken Schmerzen.

Schulmedizin: Progesteron-Gel oder Creme

Heilpflanzen: Yams-Wurzel, Frauenmantel, Schafgarbe

Hausmittel: Quarkwickel, Schwedenkräuter-Umschlag

Schüsslersalze-Behandlung: Nr. 1, 2, 7

Homöopathie: Agnus castus D2 - D4

Depressionen

In den Wechseljahren kommt es relativ häufig zu mehr oder weniger stark ausgeprägten Depressionen.

Zum einen bringen die Hormonschwankungen das seelische Gleichgewicht durcheinander. Außerdem sind die Wechseljahre für viele Frauen eine seelische Belastung, weil die Zeit der Jugend endgültig vorbei ist. In unserer Gesellschaft gilt Jugendlichkeit als so wichtig, dass ihr Verlust von vielen Frauen als sehr schmerzlich erlebt wird.

So kommen mehrere Faktoren zusammen, die Depressionen fördern können.

Auch wenn die Depressionen von den Wechseljahren begünstigt werden können, handelt es sich dennoch nicht um eine spezielle Form der Depression. Sie können genau so behandelt werden wie Depressionen in anderen Lebensphasen.

Wann zum Arzt: Bei Verdacht auf Depressionen

Schulmedizin: Medikamente, Psychotherapie

Heilpflanzen: Johanniskraut, Melisse

Hausmittel: Kaltwasser-Anwendungen, Bewegung

Schüsslersalze-Behandlung: Nr. 5, 6, 7

Homöopathie: Agnus castus D6, Ambra D6, Ignatia D6

Ätherische Öle: Bergamotte, Geranie, Lavendel, Rose

Edelsteine: Chalzedon, Citrin, Granat, Sonnenstein

Bachblüten: Elm, Mustard, Wild Rose

Eierstockzysten

Weil in den Wechseljahren nur noch selten Eier heranreifen, kommt es relativ häufig zu Eierstockzysten.

Diese Zysten entstehen, wenn der Follikel im Eierstock mit aller Kraft, aber vergeblich, versucht, ein Ei reifen zu lassen. Durch die vergebliche Anstrengung des Follikels bläht er sich auf. Der Follikel kann mehrere Zentimeter groß werden, er ist zur Zyste geworden.

Das Vorhandensein einer Zyste verhindert weitgehend die Progesteron-produktion. Dies wiederum verhindert künftige Eisprünge. So kann eine Zyste für geraume Zeit bestehen.

Wenn eine Zyste vorhanden ist, kann es zu sehr langen und starken Blutungen kommen. In manchen Fällen hört die Blutung nicht mehr von selber auf. Dann sollte man unbedingt einen Frauenarzt aufsuchen. Meistens wird eine kurzzeitige Gestagen-Behandlung die Blutung stoppen können.

Manche Frauen bekommen während ihrer Wechseljahre immer wieder neue Zysten. Die Neigung zur Zystenbildung endet, wenn der Eierstock nicht mehr versucht, Eier zu produzieren.

Wann zum Arzt: Bei Beschwerden, z.B. langen oder starken Blutungen

Schulmedizin: Gestagene, Ausschabung, evtl. Eierstockentfernung

Heilpflanzen: Mönchspfeffer, Schafgarbe, Frauenmantel

Hausmittel: Papaya-Kerne kauen, Bockshornklee-Sprossen

Schüsslersalze-Behandlung: Nr. 1, 3, 7

Homöopathie: Agnus castus D2 - D4, Podophyllum D6

Ätherische Öle: Melisse, Schafgarbe

Edelsteine: Achat, Malachit

Eisenmangel

Blutarmut und Eisenmangel können in den Wechseljahren entstehen, wenn man besonders starke oder lang andauernde Periodenblutungen hat.

Solche Blutungen sind vor allem in der ersten Hälfte der Wechseljahre häufig, wenn der Progesteronmangel im Vordergrund steht.

Häufig stehen extrem lange Blutungen mit Zysten in Verbindung.

Wenn die Blutungen sehr lang andauern oder extrem stark sind, sollte man unbedingt einen Arzt aufsuchen, der die aktuelle Ursache herausfindet und behandelt.

Auch wenn die Blutungen nicht extrem sind, kann es zu Eisenmangel kommen, wenn die Blutungen häufig stark ausfallen. Vor allem, wenn Sie nicht viel rotes Fleisch essen, ist ein Eisenmangel schnell entstanden.

Einen Eisenmangel kann man einerseits an Blässe und mangelnder Leistungsfähigkeit erkennen. Häufig hat auch die Haut Probleme mit der Heilung. Bei vielen Betroffenen kommt es zu schmerzhaften Einrissen in den Mundwinkeln, den sogenannten Mundwinkelrhagaden.

Um die Eisenspeicher wieder aufzufüllen, braucht man Eisenpräparate oder jede Menge Fleischmahlzeiten.

Wann zum Arzt: Bei sehr starken Blutung oder Erschöpfung

Schulmedizin: Eisenpräparate

Heilpflanzen: Brennnessel, Ginseng, Minze

Hausmittel: Kürbiskerne, Zuckerrübensirup, Vitamin C

Schüsslersalze-Behandlung: Nr. 2, 3

Homöopathie: Arsenicum album D6, Calcium phosphoricum D6

Ätherische Öle: Minze

Edelsteine: Amethyst, Granat, Hämatit

Bachblüten: Hornbeam

Falten

Die gefürchteten Falten beginnen häufig schon ganz allmählich in den Dreißigern. Doch erst in den Vierzigern oder Fünfzigern werden sie deutlicher sichtbar.

Das fällt zeitlich in die Zeit der Wechseljahre. Doch auch die Ursache für verstärkte Faltenbildung hängt mit den Wechseljahren zusammen, weil durch den sinkenden Östrogenspiegel das Gewebe und die Haut schlaffer werden.

In gewisser Weise hängen Falten ganz natürlich mit dem Älterwerden zusammen. Erfahrungsgemäß ist man am zufriedensten, wenn man die Alterserscheinungen akzeptiert und nicht um jeden Preis dagegen ankämpft.

Man kann die Faltenbildung jedoch erheblich verlangsamen und sich lange ein frisches Aussehen erhalten.

Für die Haut ist es ganz wichtig, dass man viel trinkt, damit das Gewebe und die Haut gut versorgt werden können.

Schulmedizin: Botox-Spritzen, Operationen

Heilpflanzen: Aloe vera, Efeu, Königskerze

Hausmittel: Kaltwasser-Anwendungen, viel trinken, Gurken-Maske

Schüsslersalze-Behandlung: Nr. 1, 8, 11

Ätherische Öle: Rose

Gallenbeschwerden

Die Gallenblase dient der Aufbewahrung des Gallensaftes. Der Gallensaft wird für die Fettverdauung gebraucht und von der Leber hergestellt.

Wenn die Gallenblase schwach ist, kann sie nicht genügend Gallensaft speichern. Bei fettreichen Mahlzeiten steht dann nicht genügend Gallensaft zur Verdauung zur Verfügung.

Bei einem unausgewogenen Zusammensetzung des Gallensaftes kann es zur Steinbildung in der Gallenblase kommen. Wenn solche Steine ausgestoßen werden, kommt es zu einer überaus schmerzhaften Gallenkolik.

Durch die Östrogen-Dominanz in der ersten Hälfte der Wechseljahre kommt es besonders häufig zu Gallensteinen. Daher treten Gallenprobleme verstärkt in den Wechseljahren auf. Daher hilft es auch der Galle, wenn man die Östrogendominanz behandelt.

Wann zum Arzt: Bei erheblichen Verdauungsbeschwerden oder Kolik

Schulmedizin: Medikamente, Operation

Heilpflanzen: Mariendistel, Löwenzahn, Eberwurz, Enzian, Wermut

Hausmittel: Propolis, Schwedenkräuter, Wärmflasche

Schüsslersalze-Behandlung: Nr. 3, 9, 10

Homöopathie: Berberis D3 - D4, Bryonia alba D6 - D12, Carduus marianus D2 - D4, Chelidonium D3 - D6

Ätherische Öle: Fichte, Kamille, Minze

Edelsteine: Bernstein, Jaspis

Bachblüten: Cherry-Plum, Mustard, Olive, Rock Water, Vine

Gebärmuttersenkung / Blasensenkung

Durch das geschwächte Bindegewebe kommt es in den Wechseljahren häufig zu einer Gebärmuttersenkung und/oder einer Blasensenkung. Zwar senkt sich die Gebärmutter oft auch schon nach Geburten etwas ab, aber in den Wechseljahren wird die Situation noch schwieriger.

Gebärmutter und Blase werden durch bindegewebige Bänder im unteren Bauchraum festgehalten und positioniert. Von unten werden beide Organe durch die Muskeln und das Bindegewebe des Beckenbodens gehalten.

Wenn die Elastizität und Kraft des Bindegewebes in den Wechseljahren nachlässt, dann funktioniert das Festhalten von Blase und Gebärmutter nicht mehr so gut.

Ein eventuell vorhandener dicker Bauch kommt als zusätzliche Last noch hinzu, die von oben nach unten drückt.

Die Folge davon ist, dass Gebärmutter und Blase tiefer ins Becken sinken. Dadurch kommt es häufig zu Funktionsstörungen.

Die gesunkene Gebärmutter kann manchmal Schmerzen beim Geschlechtsverkehr verursachen.

Durch die gesunkene Blase kommt es häufiger zu Blasenentzündungen (siehe Seite 48). Außerdem verspürt man häufigeren Harndrang und es kann beim Husten, Niesen oder Springen zu unwillkürlichem Harnabgang kommen (siehe "Belastungs-Inkontinenz" auf Seite 47).

Gegen die Auswirkungen von Gebärmutter- und Blasensenkung hilft regelmäßiges Beckenbodentraining.

Hausmittel: Beckenboden-Training

Schüsslersalze-Behandlung: Nr. 1, 8, 11

Homöopathie: Argentum nitricum D6 - D12, Bellis perennis D4 - D6, Calcium fluoratum D6 - D12, Sepia officinalis D6 - D12

Ätherische Öle: Rosmarin, Wacholder, Zypresse

Gedächtnisschwäche

Gedächtnisschwäche kann viele Ursachen haben.

In den Wechseljahren tritt häufig eine besondere Art der Gedächtnisschwäche auf, die mit den Hormonschwankungen im engen Zusammenhang steht.

Durch die auf und ab schwankenden Hormone kommt die Chemie im Gehirn etwas durcheinander. Dadurch kommt es unter anderem zu Konzentrationsstörungen und Gedächtnisschwäche.

Die Ausfallerscheinungen können die betroffenen Frauen durchaus erschrecken, weil oft eine schwerwiegendere Ursache hinter den Gedächtnisproblemen befürchtet wird.

Wenn sich die Hormone wieder eingependelt haben, verschwindet die Gedächtnisschwäche von selber wieder.

Bis dahin kann man durch Behandlung der Hormonschwankungen für Besserung sorgen.

Wann zum Arzt: Bei ausgeprägter Gedächtnisschwäche

Schulmedizin: Medikamente je nach Ursache, Vitamin B

Heilpflanzen: Ginkgo, Kalmus, Melisse

Hausmittel: Propolis, Blütenpollen, Schwedenkräuter

Schüsslersalze-Behandlung: Nr. 3, 5, 8

Homöopathie: Carbo vegetabilis D6 - D12, Colchicum D6 - D12, Conium macalatum D6 - D12, Delphinium Staphisagria D4 - D12

Ätherische Öle: Basilikum, Nelke, Rosmarin

Edelsteine: Azurit, Fluorit, Labradorit

Bachblüten: Clematis, Chestnut Bud

Gelenkschmerzen

In den Wechseljahren lässt einerseits die Elastizität der Knorpel nach, sodass es zu Arthrose kommen kann.

Auch die Gelenkkapseln aus Bindegewebe und die Bänder werden starrer und weniger elastisch.

Dadurch kommt es einerseits zu Steifheit in den Gelenken und andererseits häufig zu Schmerzen.

Die steifen, schmerzenden Gelenke können innerhalb kurzer Zeit dafür sorgen, dass man sich um Jahre gealtert fühlt.

Man kann jedoch einiges dafür tun, um die Gelenke wieder elastischer werden und weniger schmerzen.

Vor allem sollte man sich regelmäßig bewegen, jedoch ohne es zu übertreiben. Bei der Bewegung ist nicht nur der sportliche Aspekt wichtig, sondern auch gezielte Übungen zur Beweglichkeit. Dazu eignen sich beispielsweise Gymnastik, Stretching oder Yoga.

Wann zum Arzt: Bei häufigen oder starken Gelenkschmerzen

Schulmedizin: Medikamente, Salben, manchmal Operation

Heilpflanzen: Teufelskralle, Arnika, Wacholder, Kampfer

Hausmittel: Propolis, Heilerde, Schwedenkräuter

Schüsslersalze-Behandlung: Nr. 1, 3, 11

Homöopathie: Bellis perennis D3 - D6, Berberis D3 - D6, Calcium carbonicum D6 - D12, Colchicum D6 - D12

Ätherische Öle: Cajeput, Kampfer, Wacholder

Edelsteine: Achat, Fluorit, Granat

Bachblüten: Rock Water

Geschwollene Füße

Geschwollene Füße treten meistens dann auf, wenn das Herz aus verschiedenen Gründen nicht in der Lage ist, das Blut aus den Füßen vollständig abzupumpen. Das Blut staut sich in den Füßen und Flüssig-

keit tritt ins Gewebe aus. Dadurch schwellen die Füße an.
Wenn eine echte Herzschwäche vorliegt, sollte sie unbedingt ärztlich behandelt werden.

Häufig ist das Herz aber nur in bestimmten Situationen überfordert. Dies ist beispielsweise an besonders heißen Tagen der Fall, oder wenn man den ganzen Tag auf den Beinen war.

In den Wechseljahren schwellen die Füße jedoch häufig aufgrund einer Östrogendominanz an. Östrogene fördern Wassereinlagerungen, nicht nur in den Füßen, sondern auch am Bauch und anderen Stellen des Körpers.

Die Hormonstörungen und andere Probleme wie heißes Wetter oder Überlastung kommen häufig zusammen und erst in der Kombination schwellen die Füße dann spürbar an.

Wenn die Füße geschwollen sind, sollte man sie nach Möglichkeit hoch legen. Hilfreich kann auch ein kaltes Fußbad, ein kalter Fußguss oder Wassertreten sein.

Man kann geschwollene Füße auch mit Schüsslersalze -Creme einreiben oder man legt einen kühlen Schüsslersalze -Umschlag auf.

Wann zum Arzt: Bei häufigen oder stark geschwollenen Füßen

Schulmedizin: Entwässernde Medikamente

Heilpflanzen: Weißdorn, Birke, Brennnessel, Goldrute

Hausmittel: Füße hochlegen, kaltes Fußbad, Schwedenkräuter

Schüsslersalze-Behandlung: Nr. 4, 8, 11

Homöopathie: Aesculus D3 - D5, Apis mellifica D4 - D12, Arsenicum album D6 - D12, Kalium carbonicum D6 - D12

Ätherische Öle: Fichte, Kampfer, Kiefer, Minze, Rosmarin

Edelsteine: Amethyst, Chalzedon, Lapislazuli

Haarausfall

Häufig kommt es in den Wechseljahren zu mehr oder weniger starkem Haarausfall.

Vor allem der Progesteronmangel lässt die Haare verstärkt ausfallen.

Ein gewisser Haarausfall ist völlig normal und wird durch nachwachsende Haare vollständig ersetzt. Dieser normale Haarausfall beträgt maximal 100 Haare am Tag.

Wann zum Arzt: bei unerklärlichem starken Haarausfall

Schulmedizin: Transplantation, Haarwasser

Heilpflanzen: Birke, Brennnessel, Klettenwurzel

Hausmittel: Kopfmassage

Schüsslersalze-Behandlung: Nr. 1, 5, 11

Homöopathie: Delphinium Staphisagria D4 - D12, Graphites D6 - D12, Lycopodium clavatum D4 - D12, Sepia officinalis D6 - D12

Ätherische Öle: Rosmarin, Wacholder, Minze

Edelsteine: Lapislazuli, Onyx

Bachblüten: Chicory, Mustard

Hautalterung

Durch die schwindenden Hormone in den Wechseljahren wirkt die Haut innerhalb kurzer Zeit deutlich älter. Das kann sehr erschreckend für viele Frauen sein.

Man kann jedoch einiges dafür tun, dass die Haut wieder frischer und straffer aussieht.

Die Jahre, in denen die Haut ohne jede Pflege gut aussieht, sind für die meisten Frauen jedoch vorbei, wenn die Vierzig überschritten werden. Der Beginn der Wechseljahre macht regelmäßige Pflege dann noch wichtiger.

Gute Hautpflegemittel gibt es überall in Hülle und Fülle zu kaufen.

Wichtig ist auch, dass man viel trinkt, um die Zellen der Haut gut gefüllt zu halten. Wenn die Zellen zu wenig Wasser haben, werden sie schrumpelig wie ein trocknender Apfel. Daher ist ausreichend Flüssigkeit enorm wichtig.

Der Haut tut es auch gut, wenn man sich mit Genussgiften zurückhält. Das bedeutet: nicht rauchen und wenig Alkohol trinken. Stattdessen besser regelmäßig in die frische Luft gehen, auch wenn die Luft etwas feuchter ist.

Heilpflanzen: Aloe vera, Birke, Schachtelhalm

Hausmittel: Viel trinken, Kaltwasser-Anwendungen, Gesichtsmasken

Schüsslersalze-Behandlung: Nr. 2, 7, 11

Homöopathie: Borax D6 - D12, Causticum D6 - D12, Hepar sulfuris calcareum D6 - D12, Petroleum D6 - D12

Ätherische Öle: Rose

Edelsteine: Chrysopras, Fluorit, Hämatit

Bachblüten: Heather, Larch

Herzklopfen

Ein beschleunigter Herzschlag tritt häufig zusammen mit Hitzewallungen auf.

Das Adrenalin, das bei den Hitzewallungen vermehrt ausgeschüttet wird, lässt das Herz schneller schlagen.

Dadurch kommt es häufig auch zu ausgeprägter Unruhe und manchmal auch zu Wutausbrüchen.

Das Herzklopfen legt sich meistens von selbst wieder, wenn die Hitzewallung wieder vorbei ist.

Wann zum Arzt: Wenn starkes Herzklopfen auch unabhängig von Hitzewallungen auftritt.

Schulmedizin: Evtl. Medikamente.

Heilpflanzen: Baldrian, Melisse, Traubensilberkerze

Hausmittel: Wassertreten, Yoga, Autogenes Training

Schüsslersalze-Behandlung: Nr. 2, 5, 6

Homöopathie: Cactus D4 - D12, China officinalis D6 - D12, Chininum arsenicosum D6 - D12, Crataegus D2 - D6, Glonoinum D6 - D12

Ätherische Öle: Eisenkraut, Minze, Neroli, Oregano, Ylang-Ylang

Edelsteine: Chrysokoll, Labradorit, Rhodochrosit, Rosenquarz

Bachblüten: Aspen, Heather, Holly, Mimulus, Red Chestnut, Rock Rose

Hitzewallungen

Hitzewallungen sind das bekannteste Symptom der Wechseljahre.

Vielen Frauen wird erst durch Hitzewallungen bewusst, dass sie in den Wechseljahren sind.

Andere Wechseljahrsbeschwerden können auch zahlreiche andere Ursachen haben, als ausgerechnet die Wechseljahre. Hitzewallungen sind jedoch besonders typisch für die Wechseljahre.

Bei Hitzewallungen steigt meistens ein Hitzegefühl von unten nach oben auf. Die Hitze staut sich dann scheinbar im Kopf. Gleichzeitig mit dem Hitzegefühl entsteht meistens Unruhe und häufig auch Zorn.

Meistens dauern die Hitzewallungen nur wenige Minuten an. Sie können jedoch in Serie kommen, sodass es sich anfühlt wie eine lang andauernde Hitzewallung, die an- und abschwillt. Manchmal treten Hitzewallungen vereinzelt auf, oft jedoch auch mehrmals am Tag. Im Sommer oder in gut beheizten Räumen kommt es häufiger zu Hitzewallungen als in kalter Umgebung. Ein gewisser Bezug zur Umgebungstemperatur ist also durchaus gegeben.

Die Ursache für Hitzewallungen ist noch nicht vollständig geklärt. Man vermutet jedoch einen plötzlich absackenden Östrogenspiegel als Hauptursache.

Bei der Hitzewallung ist das Hitzezentrum im Gehirn durcheinander. Die Temperaturwahrnehmung ist also gestört. Man empfindet es schlagartig als wärmer, als es eigentlich ist.

Hinzu kommt eine Adrenalin-Ausschüttung. Dadurch beschleunigt sich der Herzschlag und der Blutdruck steigt. Durch diese Blutdruck- und Herzschlag-Steigerung lässt sich auch die Unruhe und die häufigen Wutausbrüche erklären, die oft mit Hitzewallungen einhergehen.

Gegen die Hitzewallungen helfen vor allem Maßnahmen, die man auch ergreifen würde, wenn es tatsächlich plötzlich zu warm wäre. Mehrere Kleiderschichten sind sehr nützlich. Dann kann man die Kleider schichtweise ausziehen, wenn man zu sehr schwitzt. Häufig muss man sich ständig an- und ausziehen, aber das ist immer noch angenehmer als die Hitzewallungen mit dickem Pullover durchzustehen.

Bei der akuten Hitzewallung hilft es auch, wenn man sich ans offene Fenster stellt oder in die frische Luft geht. Man kann sich auch die Stirn mit kaltem Wasser kühlen.

Kaltes Wasser ist auch als Vorbeugung sehr hilfreich. Kaltwasser-Anwendungen wie Wassertreten, Winterschwimmen oder kalte Güsse helfen, dass Hitzewallungen seltener auftreten. Auch Saunabesuche können die Häufigkeit der Hitzewallungen verringern.

Mit regelmäßiger Bewegung und reichlich Wasser trinken, verbessert man zudem seine Hormonsituation, sodass man infolgedessen weniger Probleme mit Hitzewallungen hat.

Wann zum Arzt: Bei massiven Alltags-Problemen durch Hitzewallungen

Schulmedizin: Hormontherapie

Heilpflanzen: Traubensilberkerze, Soja, Mönchspfeffer

Hausmittel: Kaltwasser-Anwendungen, Sauna, Kleiderschichten

Schüsslersalze-Behandlung: Nr. 1, 3, 5

Homöopathie: Agnus castus D2 - D6, Glonoinum D6 - D12, Lachesis D6 - D12, Sanguinaria D6 - D12, Sepia officinalis D6 - D12

Ätherische Öle: Lavendel, Melisse, Rose

Edelsteine: Falkenauge, Mondstein

Bachblüten: Cherry Plum, Pine, Wild Rose

Juckreiz

Durch den sinkenden Östrogenspiegel kommt es in den Wechseljahren meistens zu einer trockenen Haut. Diese trockene Haut führt häufig zu Juckreiz.

Der Juckreiz wird noch dadurch verstärkt, dass die Nerven während der Wechseljahre etwas gereizt sind.

Der Juckreiz kann sehr lästig und quälend werden. In schwereren Fällen kann sich eine sogar eine Art Neurodermitis entwickeln, mit stark juckenden Ekzemen.

Wichtig ist es, dass man sich möglichst nicht kratzt. Denn Kratzen verletzt die Haut zusätzlich und der Juckreiz wird dadurch noch stärker.

Außerdem ist es wichtig, dass man die Haut gut pflegt, damit sie nicht so trocken ist. Dies erreicht man durch nur kurz duschen und regelmäßig eincremen.

Gegen Juckreiz helfen auch Entspannungsübungen, beispielsweise Yoga oder Autogenes Training.

Wann zum Arzt: bei ungeklärtem Juckreiz

Schulmedizin: Antihistaminika, Kortison

Heilpflanzen: Lavendel, Kamille, Ehrenpreis

Hausmittel: Propolis, Schwedenkräuter, Natron, Kaltwasser-Anwendungen

Schüsslersalze-Behandlung: Nr. 3, 7, 8, Salbe Nr. 7

Homöopathie: Apis mellifica D6 - D12, Berberis D4 - D6, Cardiospermum D3 - D6, Sulfur D6 - D12, Urtica urens D6 - D12

Ätherische Öle: Kamille, Lavendel, Melisse, Teebaum

Edelsteine: Achat, Aquamarin, Bergkristall, Lapislazuli

Bachblüten: Impatiens

Kopfschmerzen

Während der Wechseljahre haben Frauen meistens häufiger Kopfschmerzen als zuvor.

Das hängt einerseits mit dem Progesteronmangel und andererseits mit den Schwankungen der Hormonspiegel zusammen.

Manchmal hängen die verstärkten Kopfschmerzen auch direkt oder indirekt mit den Hitzewallungen zusammen.

Als direkte Folge der Hitzewallungen steigt die Hitze in den Kopf, was direkt zu Kopfschmerzen führen kann.

Indirekt können Hitzewallungen dadurch zu Kopfschmerzen führen, dass man sich oft dünner anzieht, als es für die Temperatur angemessen wäre. Obwohl man sich hitzig fühlt, friert man dann eigentlich, sobald es etwas kalten Zug gibt. Durch das unbemerkte Frösteln verspannt sich die Schultermuskulatur und bald darauf leidet man unter Spannungskopfschmerzen.

Je nach aktueller Ursache brauchen die Kopfschmerzen eine unterschiedliche Akutbehandlung.

Die vorbeugende Behandlung setzt jedoch bei den hormonellen Schwankungen an, denn letztlich sind es die Hormone, die die häufigeren Kopfschmerzen verursachen.

Besonders wirksam helfen hier regelmäßige Bewegung, frische Luft und ausreichend trinken.

Wann zum Arzt: Bei sehr häufigen Kopfschmerzen oder bei sehr plötzlichem Beginn

Schulmedizin: Schmerzmittel

Heilpflanzen: Baldrian, Holunder, Kampfer, Lavendel, Minze

Hausmittel: Propolis, Wärmeanwendungen, Schwedenkräuter

Schüsslersalze-Behandlung: Nr. 2, 8, 10. Nr. 7 als Heiße 7

Homöopathie: Aconitum napellus D6 - D12, Allium cepa D4 - D12, Apis mellifica D6 - D12, Belladonna D6 - D12, Ignatia D6 - D12

Ätherische Öle: Basilikum, Lavendel, Melisse, Minze,

Edelsteine: Amethyst, Lapislazuli, Stern-Saphir

Bachblüten: White Chestnut

Krampfadern

Krampfadern entstehen durch Venenschwäche. Solche Venen sind häufig veranlagungsbedingt. Langes Stehen, Bewegungsmangel und Übergewicht können die Entstehung von Krampfadern zusätzlich begünstigen.

In den Wechseljahren ist das Bindegewebe zusätzlich geschwächt, sodass es zu Krampfadern kommen kann, auch wenn es vorher keine Krampfadern gab.

Bei Krampfadern kann es zusätzlich zu Venenentzündungen kommen, was die Problematik noch erschwert.

Achtung!

Keine Beinmassage bei Krampfadern wegen Thrombose-Gefahr!

Wann zum Arzt: Bei Schmerzen durch die Krampfadern

Schulmedizin: Operation, Gymnastik, Salben

Heilpflanzen: Rosskastanie, Rotes Weinlaub, Schachtelhalm, Schafgarbe

Hausmittel: Propolis, kalte Beingüsse, Schwedenkräuter

Schüsslersalze-Behandlung: Nr. 1, 3, 11

Homöopathie: Aesculus D2 - D6, Arnica montana D3 - D6, Carbo vegetabilis D4 - D12, Hamamelis virginica D2 - D6, Lachesis D6 - D12, Pulsatilla pratensis D6 - D12, Sepia officinalis D6 - D12

Ätherische Öle: Schafgarbe, Wacholder, Zitrone, Zypresse

Edelsteine: Heliotrop

Libido-Schwäche

Bei vielen Frauen lässt während der Wechseljahre die sexuelle Lust spürbar nach.

Das hängt einerseits damit zusammen, dass die Schleimhäute deutlich trockener werden. Das betrifft auch die Scheidenschleimhaut.

Andererseits ist es auch die Libido an sich, die in den Wechseljahren oft nachlässt.

Wenn man die Probleme mit den trockenen Schleimhäuten jedoch in den Griff bekommt, beispielsweise mit einem Gel, dann erleben viele Frauen jedoch eine bisher ungekannte Erfüllung im Bett.

Gründe dafür sind einerseits Erfahrung und andererseits die Befreiung vor der Angst ungewollter Schwangerschaften.

Wenn man das Beste aus der Situation macht, können die Wechseljahre also auch in sexueller Hinsicht eine erfreuliche Erfahrung werden.

Wann zum Arzt: bei schmerzhaftem Geschlechtsverkehr.

Schulmedizin: Hormontherapie

Heilpflanzen: Mönchspfeffer, Schafgarbe, Ginseng

Hausmittel: Kombucha, Schwedenkräuter, Massagen

Schüsslersalze-Behandlung: Nr. 1, 2, 8

Homöopathie: Agnus castus D2 - D12

Ätherische Öle: Muskatellersalbei, Niaouli, Sandelholz, Ylang-Ylang

Edelsteine: Granat, Hämatit, Heliotrop, Mondstein, Opal

Bachblüten: Cherry Plum, Water Violet, White Chestnut,

Menstruationsbeschwerden

Beschwerden bei der Menstruation sind nicht nur ein Problem der Wechseljahre, sondern treten bei vielen Frauen im gesamten Frauenleben auf.

Da sich in den Wechseljahren jedoch nicht nur die Dauer und Intensivtät der Menstruation, sondern auch deren Verlauf verändert, können sich Art und Schwere der Menstruationsbeschwerden ändern.

Besonders typisch für Menstruationsbeschwerden sind Krämpfe im Unterbauch, aber auch Rückenschmerzen, schlechte Laune, Schwäche und Kopfschmerzen treten häufig auf.

Vor der Menstruationsblutung kann es verstärkt zum Prämenstruellen Syndrom (PMS) kommen, bei dem vor allem die Stimmung sehr zu wünschen übrig lässt (siehe Seite 75).

Gegen alle Arten von Menstruationsbeschwerden hilft es, wenn man es in den Tagen der Menstruation ruhig angehen lässt. Am besten sagt man unwichtige Termine ab und gönnt sich möglichst viel Schlaf.

Bei Bauchkrämpfen hilft eine Wärmflasche und Ruhe.

Wann zum Arzt: Bei starken Beschwerden.

Schulmedizin: Krampflösende Mittel, Schmerzmittel

Heilpflanzen: Johanniskraut, Kamille, Traubensilberkerze

Hausmittel: Wärmflasche, Schwedenkräuter-Umschlag

Schüsslersalze-Behandlung: Nr. 1, 2, 7. Nr. 7 als Heiße 7

Homöopathie: Agnus castus D2 - D6, Calcium carbonicum D6 - D12, Chamomilla D6 - D12, Cimicifuga racemosa D3 - D12, Ignatia D6 - D12, Pulsatilla pratensis D4 - D12, Sepia officinalis D6 - D12

Ätherische Öle: Bergamotte, Lavendel, Muskatellersalbei, Ylang Ylang, Zimt

Edelsteine: Chrysokoll, Lapislazuli, Malachit, Mondstein, Rosenquarz

Bachblüten: Agrimony, Cherry Plum, Oak, Rock Rose

Migräne

Migräne ist eine besondere Kopfschmerzart, die meistens einseitig auftritt und mehrere Tage andauern kann. Das Leben vieler Betroffener ist durch die Migräne nachhaltig beeinträchtigt.

Bei vielen Frauen tritt Migräne vor, während oder nach der Periode auf. Diese Form der hormonbedingte Migräne kann in den Wechseljahren erheblich zunehmen.

Bei anderen Frauen lassen regelmäßige Migräne-Attacken während der Wechseljahre deutlich nach. Für sie sind die Wechseljahre eine regelrechte Befreiung von einer jahrzehntelangen Qual.

Auch wenn die Migräne durch die Hormonumstellung der Wechseljahre ausgelöst wird, hilft es, die verbreiteten anderen Ursachen für Migräne zu berücksichtigen. Reizüberflutung, Schlafmangel und zu viel Stress sollte man vermeiden.

Wichtig ist es, sich gar nicht erst einer zu hohen Belastung auszusetzen, um die generelle Migräne-Häufigkeit zu senken.

Wenn ein Migräne-Anfall beginnt, kann man seinen Verlauf manchmal stoppen und häufig lindern, indem man sich so bald wie möglich etwas hinlegt und die Augen schließt.

Auch eine frühzeitige Gabe von Schmerztabletten ist meistens hilfreich, damit die Schmerzen sich gar nicht erst voll hochschaukeln können.

Wann zum Arzt: Bei häufigen Migräne-Anfällen

Schulmedizin: Schmerztherapie

Heilpflanzen: Angelika, Baldrian, Lavendel, Melisse, Pestwurz

Hausmittel: Stirn- oder Nackenumschläge, Schwedenkräuter

Schüsslersalze-Behandlung: Nr. 3, 5, 12. Nr. 7 als Heiße 7

Homöopathie: Coffea D6 - D12, Ignatia D6 - D12, Ipecacuanha D6 - D12, Iris versicolor D4 - D12, Pulsatilla pratensis D4 - D12

Ätherische Öle: Basilikum, Eukalyptus, Lavendel, Melisse, Minze

Edelsteine: Amethyst, Lapislazuli

Bachblüten: Notfalltropfen, White Chestnut

Muskelschmerzen

Auch wenn es kaum nachvollziehbar scheint, so verursachen die Wechseljahre doch häufig Schmerzen in den Muskeln.

Wahrscheinlich hängen die Muskelschmerzen, wie die meisten anderen Wechseljahrsbeschwerden, mit dem Auf und Ab der Hormone zusammen.

Die Muskelschmerzen sorgen zusätzlich zu den Gelenkproblemen dafür, dass sich viele Frauen schlagartig erheblich älter fühlen, sobald die Wechseljahre richtig beginnen.

Mit regelmäßiger Bewegung, Massagen und Einreibungen kann man die Muskelschmerzen lindern. Auch sanfte Gymnastik oder Yoga kann helfen, dass man sich wieder jünger und agiler fühlt.

Auch eine Behandlung des hormonellen Ungleichgewichtes kann gegen die Muskelschmerzen helfen.

Wann zum Arzt: bei starken Beschwerden.

Schulmedizin: Massagen, Hormonbehandlung

Heilpflanzen: Angelika, Arnika, Johanniskraut

Hausmittel: Franzbranntwein, Einreibungen,

Schüsslersalze-Behandlung: Nr. 1, 2, 7

Homöopathie: Bellis perennis D3 - D6, Eupatorium perfoliatum D3 - D6,

Ätherische Öle: Cajeput, Eukalyptus, Fichte, Kampfer, Minze, Rosmarin

Bachblüten: Agrimony, Cherry Plum, Impatiens, Vervain, Water Violet

Nachtschweiß

Nächtliche Schweißausbrüche sind eine überaus lästige Begleiterscheinung der Wechseljahre.

Sie treten vor allem dann auf, wenn außer dem Progesteron auch das Östrogen spürbar schwindet, also eher in der zweiten Hälfte der Wechseljahre als am Anfang.

Der Nachtschweiß kann so ausgeprägt sein, dass man in kürzester Zeit nicht nur den Schlafanzug, sondern auch die gesamte Bettwäsche durchfeuchtet. Anschließend ist die Bettwäsche so nass und kalt, dass man friert, sobald der Schweißausbruch beendet ist.

Wenn man nicht vorbereitet ist, bleibt einem nichts anderen übrig, als aufzustehen, sich umzuziehen und das Bett neu zu beziehen.

Für die erholsame Nachtruhe ist es bei häufigen Schweißausbrüchen sinnvoll, wenn man sich eine fertig bezogene Zweitdecke bereit legt und die Matratze doppelt mit Laken bezieht, zwischendrin ein Handtuch. Auch einen zweiten Satz Nachtbekleidung legt man sich am besten griffbereit hin. Mit dieser Vorbereitung ist das Bett schnell wieder trocken und man kann weiterschlafen. Zwar hat man tagsüber oder abends den Aufwand, das Bett vorzubereiten, findet in der Nacht aber mehr Erholung.

Eine allgemeine Behandlung der Hormonsituation bringt natürlich auch Abhilfe, aber auf dem Höhepunkt der Wechseljahre lassen sich Nachtschweiß-Attacken nicht immer vollständig verhindern.

Hilfreich kann es auch sein, wenn man durch Kaltwasser-Behandlungen oder Sauna, seine Temperatur-Reaktionen trainiert.

Hinweis: Nachtschweiß kann in seltenen Fällen auch ein Symptom für schwere Erkrankungen sein. Wenn Sie sich zusätzlich zu dem Nachtschweiß auch noch krank fühlen, sollten Sie möglichst bald einen Arzt aufsuchen.

Wann zum Arzt: Wenn Nachtschweiß zusammen mit Krankheitsgefühl auftritt.

Schulmedizin: Hormonbehandlung.

Heilpflanzen: Salbei, Traubensilberkerze, Lavendel

Hausmittel: Kaltwasser-Anwendungen, Sauna

Schüsslersalze-Behandlung: Nr. 1, 2, 11

Homöopathie: Acidum formicicum D6 - D12, Conium macalatum D6 - D12

Ätherische Öle: Lavendel, Salbei

Bachblüten: Cherry Plum, Rock Rose

Ödeme

Ödeme sind Wassereinlagerungen im Gewebe. Sie treten vor allem an Füßen, Händen, im Gesicht und am Bauch auf (siehe auch "Geschwollene Füße" auf Seite 57).

Sie können unterschiedliche Ursachen haben, beispielsweise Herzschwäche, langes Stehen, Nierenschwäche oder Hormonschwankungen.

In den Wechseljahren sind meistens die Hormonschwankungen die Hauptursache für Ödeme. Davon sind vor allem die Füße und der Bauch betroffen. Aber auch das Gesicht sieht oft verquollen aus.

Hormonbedingte Ödeme sind vorwiegend eine Folge des Progesteronmangels. Sie können also schon ganz früh in den Wechseljahren auftreten, oft schon, bevor man überhaupt weiß, dass man in den Wechseljahren ist.

Gegen die Ödeme hilft kaltes Wasser und regelmäßige Bewegung. Man sollte auch ausreichend Wasser trinken, damit der Körper nicht den Eindruck hat, er müsste unbedingt an dem knappen Wasser festhalten.

Wann zum Arzt: Bei unerklärlichen Ödemen

Schulmedizin: Medikamente je nach Ursache

Heilpflanzen: Birke, Brennnessel, Goldrute, Holunder, Weißdorn

Hausmittel: Kombucha, Schwedenkräuter

Schüsslersalze-Behandlung: Nr. 4, 8, 10, 11

Homöopathie: Aesculus D3 - D5, Apis mellifica D4 - D12, Arsenicum album D6 - D12, Kalium carbonicum D6 - D12

Ätherische Öle: Fichte, Kampfer, Kiefer, Minze, Rosmarin

Edelsteine: Amethyst, Chalzedon, Lapislazuli

Östrogen-Dominanz

Die Östrogen-Dominanz ist ein bisher relativ unbekanntes Phänomen, das jedoch zahlreiche Frauen plagt, vor allem zu Beginn der Wechseljahre aber oft auch schon früher.

Dem Östrogen und ihrem Mangel wird sehr viel Aufmerksamkeit von Seiten der Ärzte, Pharmazeuten und Autoren gewidmet.

Das ebenso wichtige Hormon Progesteron (Gelbkörperhormon) wird hingegen nur am Rande behandelt und in seiner wichtigen Bedeutung häufig unterschätzt. Häufig wird der Progesteronspiegel nicht einmal mit untersucht, wenn eine Untersuchung der Hormonspiegel vorgenommen wird. Daher ist es nachvollziehbar, dass seine Wirkung und sein verbreiteter Mangel oft übersehen wird.

Bei vielen Frauen ist der Progesteronspiegel ihr ganzes fruchtbares Leben über zu niedrig. Zu Beginn der Wechseljahre betrifft dieses Phänomen jedoch fast alle Frauen.

Östrogen und Progesteron müssen jedoch in einem passenden Verhältnis stehen, damit sie richtig im Körper funktionieren können.

Wenn der Progesteronspiegel im Vergleich zum Östrogenspiegel stärker verringert ist, wirkt es im Körper, als wäre zu viel Östrogen vorhanden.

Dieses Phänomen nennt man Östrogen-Dominanz.

Östrogen-Dominanz kann paradoxerweise sogar dann auftreten, wenn auch der Östrogenspiegel zu niedrig ist, und zwar, wenn der Progesteronspiegel noch stärker zu niedrig ist als das Östrogen. In diesem Fall treten gleichzeitig die Symptome von Östrogen-Überschuss, Östrogen-Mangel und natürlich auch Progesteron-Mangel auf.

Die Östrogen-Dominanz ist für die meisten Beschwerden beim prämenstruellen Syndrom (siehe Seite 75) und in der ersten Hälfte der Wechseljahre verantwortlich (siehe auch Seite 16).

Gegen Östrogen-Dominanz helfen regelmäßige Bewegung, ausreichend trinken und Kaltwasser-Anwendungen.

In der Pflanzenheilkunde haben sich der Mönchspfeffer, die Schafgarbe und der Frauenmantel gut bewährt, um die Hormone wieder ins Gleichgewicht zu bringen.

Der Arzt kann in schweren Fällen eine Creme mit natürlichem Progesteron verordnen, die direkt in der Apotheke angerührt wird, weil es bislang keine Fertig-Präparate dafür gibt.

Nicht geeignet zur Behandlung einer Östrogen-Dominanz sind synthetische Gestagene. Diese künstlichen Hormone sind in ihrer Wirkung zu weit entfernt vom natürlichen Progesteron, um gegen die Beschwerden der Östrogen-Dominanz helfen zu können. Da Gestagene die Rezeptoren für natürliches Progesteron blockieren, wirken sie sogar verstärkend auf eine Östrogen-Dominanz.

Interessierte finden in einem Buch, das sich ausschließlich der Östrogen-Dominanz widmet, weitere Informationen zu diesem Thema (Östrogen-Dominanz von Eva Marbach, www.oestrogen-dominanz.de).

Wann zum Arzt: bei starken diffusen Beschwerden

Schulmedizin: natürliches Progesteron als Creme

Heilpflanzen: Mönchspfeffer, Schafgarbe, Frauenmantel

Hausmittel: Bewegung, Kaltwasser-Anwendungen, viel trinken

Schüsslersalze-Behandlung: Nr. 1, 2, 7

Homöopathie: Agnus castus D3 - D12, Cimicifuga racemosa D3 - D12, Pulsatilla D3 - D12

Ätherische Öle: Bergamotte, Lavendel, Muskatellersalbei, Ylang Ylang

Edelsteine: Mondstein

Östrogen-Mangel

Ein deutlicher Östrogen-Mangel tritt meistens erst in der zweiten Hälfte der Wechseljahre auf.

Manchmal tritt der Östrogen-Mangel sogar gleichzeitig mit einer Östrogen-Dominanz auf, weil das Progesteron noch stärker fehlt als das Östrogen. Dann kommt es zur vollen Vielfalt der Wechseljahresbeschwerden. Diese Mischung aus Östrogen-Mangel und Östrogen-Dominanz wird von vielen Fachleuten oft allein dem Östrogenmangel zugeschrieben, weil ihnen die wichtige Bedeutung des Progesterons nicht bewusst ist.

Beim Östrogen-Mangel kommt es zu einer Fülle von Beschwerden, denn Östrogen sorgt für eine geschmeidige Haut, volles Haar und guten Schlaf.

Typische Beschwerden bei Östrogen-Mangel sind:

- Empfindlichkeit
- Depressive Verstimmung
- Hitzewallungen
- Nachtschweiß
- Schlafstörungen
- Blasenentzündungen
- Trockene Scheide
- Trockene Haut

- Falten
- Brüchige Haare
- Verlängerte Zyklen

Die meisten dieser Beschwerden, außer den verlängerten Zyklen, können auch durch Progesteronmangel hervorgerufen werden. Das macht es schwierig, zwischen Progesteron- und Östrogen-Mangel zuverlässig zu unterscheiden.

Da es bei der naturheilkundlichen Behandlung keine große Rolle spielt, ob es am Östrogen oder am Progesteron mangelt, ist es nicht so wichtig, den Unterschied genau zu erkennen.

Wann zum Arzt: bei starken Beschwerden

Schulmedizin: Hormontherapie

Heilpflanzen: Traubensilberkerze, Soja, Rotklee

Hausmittel: Granatäpfel, Hopfen, Kürbiskerne

Schüsslersalze-Behandlung: Nr. 1, 2

Homöopathie: Calcium carbonicum D6 - D12, Cimicifuga racemosa D3 - D6, Lachesis D6 - D12, Pulsatilla pratensis D4 - D12, Sanguinaria D6 - D12, Sepia officinalis D6 - D12

Ätherische Öle: Geranie, Melisse, Muskatellersalbei, Salbei

Edelsteine: Mondstein

Bachblüten: Agrimony, Cherry Plum, Oak, Rock Rose

Orangenhaut

Die häufig als Orangenhaut bezeichnete Cellulite ist nicht nur ein Problem der Wechseljahre, tritt in dieser Lebensphase aber besonders ausgeprägt auf.

In den Wechseljahren kommen häufig alle Faktoren zusammen, die Orangenhaut begünstigen: Bindegewebsschwäche, Übergewicht und Wassereinlagerungen.

Dadurch kommt es zu den ungeliebten Dellen in der Haut, meistens im Bereich der Oberschenkel.

Wenn man zu Cellulite neigt, ist es oft sehr schwierig, sie wieder loszuwerden. Wunderkuren helfen meistens nicht sehr erfolgreich.

Durch regelmäßige Bewegung, Gewichtsabnahme und durchblutungs-fördernde Massagen kann man mit etwas Geduld jedoch eine Menge erreichen.

Wann zum Arzt: Bei Schmerzen im Bereich der Orangenhaut

Schulmedizin: Gymnastik, Sport

Heilpflanzen: Birke, Efeu, Rosmarin

Hausmittel: Schwedenkräuter-Umschläge, Kaltwasser-Anwendungen

Schüsslersalze-Behandlung: Nr. 8, 9, 11. Salben 1 und 11

Ätherische Öle: Orange, Rosmarin, Zimt

Osteoporose / Knochenschwund

Die Osteoporose ist der große Schrecken der späten Wechseljahre.

Relativ viele Frauen leiden ab der zweiten Hälfte der Wechseljahre unter Osteoporose oder der Vorform Osteopenie.

Bei Osteoporose werden die Knochen poröser und brechen leichter. Die Folge davon sind häufige Knochenbrüche, z.B. des Oberschenkelhalses oder der Wirbel.

Durch Wirbelbrüche kann es nicht nur zu sehr starken Schmerzen kommen, sondern auch zu einem dauerhaften Buckel. Weil diese Art des Buckels häufig ältere betrifft, nennt man ihn auch "Witwenbuckel".

Ein Oberschenkelhalsbruch ist ein schwerwiegender Einschnitt in das Leben eines Menschen. Zwar heilt der eigentliche Bruch meistens wieder gut zusammen, doch die lange Immobilität durch die Heilungsphase bewirkt häufig eine dauerhafte Bewegungseinschränkung. Viele der Betroffenen altern dadurch in wenigen Monaten scheinbar um Jahrzehnte. Wer vorher noch gut zu Fuß war, ist danach oft auf einen Rollator oder gar den Rollstuhl angewiesen.

Diese schwerwiegenden Folgen der Knochenbrüche machen die Osteoporose so gefürchtet.

Dass Östrogenmangel eine wichtige Ursache für Osteoporose ist, ist allgemein bekannt. Östrogen verhindert nämlich den Abbau der Knochen und trägt so zu ihrer Stabilität bei.

Doch vor allem ist es der Progesteronmangel, der Osteoporose bei Frauen verursacht. Progesteron fördert nämlich den Aufbau neuer Knochensubstanz. Durch Progesteron werden die Knochen in frischem, jungen Zustand gehalten. Die immer wieder frisch aufgebauten und regenerierten Knochen sind voll belastbar und brechen nur bei schweren Unfällen, ganz wie in der Jugend.

Wichtig für einen guten Knochenzustand ist außerdem regelmäßige Bewegung mit einer belastenden Wirkung auf die Knochen. Laufen wirkt also beispielsweise effektiver gegen Osteoporose als schwimmen.

Ferner braucht der Körper ausreichend Kalzium und Vitamin D, um die Knochen in gutem Zustand zu erhalten.

Wann zum Arzt: bei Verdacht auf Knochenbruch oder Osteoporose

Schulmedizin: Hormone

Heilpflanzen: Bockshornklee, Mönchspfeffer, Wilder Yams

Hausmittel: Schwedenkräuter, Bewegung, Calcium, Vitamin D

Schüsslersalze-Behandlung: Nr. 1, 2, 11

Homöopathie: Aurum metallicum D6 - D12, Calcium phosphoricum D6 - D12

Edelsteine: Marmor

Bachblüten: Centaury, Larch

Prämenstruelles Syndrom (PMS)

Das prämenstruelle Syndrom ist vielen Frauen schon aus ihren jungen Jahren bekannt. Zahlreiche Frauen werden in den Tagen vor ihrer Periodenblutung von schlechter Laune, Schlafstörungen und Kopfschmerzen geplagt. Häufig kommt es auch zu geschwollenen Brüsten und einer deutlichen Zunahme in der Bauchgegend.

Was in jungen Jahren zwei oder drei Tage im Monat andauert, kann bei manchen Frauen zu Beginn der Wechseljahre zum Dauerzustand werden.

Viele Frauen in den frühen Wechseljahren fühlen sich fast den ganzen Monat über, als stünden sie kurz vor ihrer Menstruation.

Das hängt vor allem mit dem niedrigen Progesteronspiegel zusammen, der für diese Phase besonders typisch ist. Das Östrogen wird dadurch dominant und kann die Beschwerden des PMS verursachen (siehe auch "Östrogen-Dominanz" Seite 70).

Die Behandlung des prämenstruellen Syndroms besteht im Wesentlichen aus der Behandlung des Progesteronmangels beziehungsweise der Östrogen-Dominanz.

Im Lebensalltag kann es helfen, wenn man sich nicht allzu viele Aufgaben aufbürdet und für ausreichend Zeit zum Entspannen sorgt. Auszeiten wie Urlaub, freie Wochenenden, Thermalbadbesuche, Wanderungen oder Spaziergänge können helfen, zum seelischen Gleichgewicht zu finden.

Wann zum Arzt: bei starken Beschwerden

Schulmedizin: evtl. Hormonbehandlung

Heilpflanzen: Mönchspfeffer, Yams, Schafgarbe, Frauenmantel

Hausmittel: Bewegung, Wellness-Wochenenden, Schwedenkräuter

Schüsslersalze-Behandlung: Nr. 1, 2, 7

Homöopathie: Agnus castus D2 - D12, Pulsatilla D4 - D12, Lachesis D6 - D12, Sepia D6 - D12

Ätherische Öle: Bergamotte, Lavendel, Muskatellersalbei, Ylang Ylang

Edelsteine: Mondstein

Progesteron-Mangel

Zu Beginn der Wechseljahre spielt vor allem der Progesteron-Mangel eine wichtige Rolle.

Das Hormon Progesteron führt ein relativ unbeachtetes Dasein neben dem immerfort erwähnten Östrogen. Dabei ist es viel häufiger ein Progesteron-Mangel, der zu Problemen führt als ein Östrogenmangel. Viele Progesteronmangel-Probleme werden sogar fälschlicherweise dem Östrogen zugesprochen, weil das Progesteron oft ignoriert wird.

Typische Beschwerden bei einem Progesteronmangel sind:

- Reizbarkeit
- Stimmungsschwankungen
- Schwitzneigung
- Hitzewallungen
- Müdigkeit
- Kopfschmerzen
- Geschwollene Brüste

- Dicker Bauch
- Gewichtszunahme
- Bartwuchs - Hirsutismus
- Haarausfall
- Schmerzen bei der Periode
- Kürzere Menstruationszyklen
- Stärkere oder schwächere Menstruation
- Zwischenblutungen

Ein erheblicher Teil der typischen Wechseljahrsbeschwerden sind also auf den Progesteronmangel zurück zu führen.

Wenn das Östrogen nicht so stark verringert ist wie das Progesteron, kommt es zu der verbreiteten Östrogen-Dominanz (siehe Seite 70).

Die Behandlung des Progesteron-Mangels ist weitgehend identisch mit der Behandlung der Östrogen-Dominanz, weil beide sehr eng zusammenhängen.

Regelmäßige Bewegung und ausreichend trinken stellen eine wichtige Grundlage der Behandlung dar.

Mit ärztlich verordnetem natürlichen Progesteron als Creme kann man in schweren Fällen das fehlende Progesteron ersetzen.

Wann zum Arzt: bei starken Beschwerden oder extrem starken Blutungen.

Schulmedizin: natürliches Progesteron als Creme

Heilpflanzen: Mönchspfeffer, Schafgarbe, Frauenmantel

Hausmittel: Bewegung, Kaltwasser-Anwendungen, viel trinken

Schüsslersalze-Behandlung: Nr. 1, 2, 7

Homöopathie: Agnus castus D2 - D12, Pulsatilla D4 - D12, Lachesis D6 - D12, Sepia D6 - D12

Ätherische Öle: Bergamotte, Lavendel, Muskatellersalbei, Ylang Ylang

Edelsteine: Mondstein

Reizbarkeit

Reizbarkeit und schlechte Laune sind oft die ersten Symptome der Wechseljahre, oft lange bevor die betroffene Frau merkt, dass sie in den Wechseljahren ist.

Wegen ihrer aufbrausenden Stimmungen sind Frauen in den Wechseljahren oft von ihrer Umgebung gefürchtet. Für viele Frauen ist es aber auch notwendig, sich endlich einmal Luft zu machen und ihrem Mitmenschen mitzuteilen, wie es in ihnen aussieht.

Die in den fruchtbaren Jahren reichlich vorhandenen Hormone Progesteron und Östrogen sorgen bei den meisten Frauen zu einem ausgeprägten Harmoniestreben und einem mehr oder weniger sanften Wesen. Diese harmonisierende Wirkung der weiblichen Hormone ist nötig, um die aufreibende Herausforderung der Kindererziehung bewältigen zu können. Auch für die Partnerschaft und die Doppelbelastung durch Arbeit und Familie sind die besänftigenden Hormonwirkungen hilfreich.

Durch den Abfall des Progesterons und später auch des Östrogens entfällt der hormonelle Harmoniepuffer.

Auf einmal ist die Umgebung nicht mehr harmonisch und sanft zu ertragen, sondern zeigt sich in ihrer vollen Härte.

Überwältigt von diesen neuen, unerfreulichen Gefühlen reagieren viele Frauen zunächst stark gereizt und zornig.

Unglücklicherweise sind die Kinder heutzutage oft noch relativ klein und die Frauen voll im beruflichen Aufstieg begriffen, wenn die Wechseljahre ihre Gefühle durchbeuteln. Früher, als Frauen ihre Kinder meist Anfang 20 bekommen haben, waren die Kinder zu dieser Zeit längst aus dem Haus und die Frau konnte sich in ihrer vertrauten Haushaltsumgebung an die ungewohnten Gefühlsstürme gewöhnen. Doch jetzt stehen Frauen meistens mitten im Trubel und ihn der Phase der höchsten Anforderungen, wenn sie von gereizten Gefühlswellen überspült werden.

Umso wichtiger ist es, die seelischen Turbulenzen der Wechseljahre sorgfältig zu behandeln, damit man weiterhin erfolgreich im Leben stehen kann.

Besonders wichtig sind regelmäßige Auszeiten, damit man sich von den Strapazen des Alltags erholen kann. Dazu gehört ausreichend Schlaf, Urlaub, Wellness-Wochenenden ohne die Kinder und Spaziergänge.

Wann zum Arzt: bei erheblichen Problemen durch die Reizbarkeit.

Schulmedizin: Hormontherapie, Beruhigungsmittel, Psychotherapie

Heilpflanzen: Johanniskraut, Baldrian, Melisse, Passionsblume

Hausmittel: Spaziergänge, Sport, Kaltwasser-Anwendungen

Schüsslersalze-Behandlung: Nr. 1, 5, 8

Homöopathie: Aurum metallicum D6 - D12, Delphinium Staphisagria D4 - D12, Lycopodium clavatum D6 - D12, Nux vomica D6 - D12

Ätherische Öle: Benzoe, Lavendel, Melisse, Muskatellersalbei, Rose

Edelsteine: Chalzedon, Falkenauge, Saphir

Bachblüten: Impatiens

Rückenschmerzen / Hexenschuss

Zahlreiche Menschen leiden manchmal oder ständig unter Rückenschmerzen. Rückenschmerzen werden häufig durch Haltungsfehler, mangelnde Rücken-Muskulatur und Überlastungen ausgelöst.

In den Wechseljahren kommt es häufiger als früher zu Hexenschuss und Rückenschmerzen, weil das Bindegewebe weniger elastisch wird und die Muskeln zur Verkrampfung neigen.

Ein Hexenschuss sind Rückenschmerzen, die plötzlich auftreten oder ohne dass man weiß, warum auf einmal der Rücken schmerzt.

Bei einem sehr starken Hexenschuss, der mit Lähmungen einhergeht, sollte man unbedingt schnellstens den Arzt aufsuchen.

Einen einfachen Hexenschuss kann man oft auch selbst behandeln.

Wichtig ist es, dass die betroffene Stelle, meist die Lendenwirbelsäule, warm gehalten wird, damit sich die Muskeln entkrampfen.

Wann zum Arzt: Bei Lähmungserscheinungen oder starken Schmerzen

Schulmedizin: Schmerzmittel, Salben, Gymnastik

Heilpflanzen: Sternanis, Arnika, Johanniskraut, Kampfer, Chili

Hausmittel: Wärmflasche, Heilerde, Schwedenkräuter

Schüsslersalze-Behandlung: Nr. 3, 7, 9

Homöopathie: Adonis vernalis D4 - D12, Cimicifuga racemosa D3 - D12, Harpagophythum D3 - D6, Mandragora e radice D6 - D12

Ätherische Öle: Cajeput, Lavendel, Minze, Rosmarin, Wacholder

Edelsteine: Blauquarz, Citrin, Malachit

Bachblüten: Centaury, Elm, Hornbeam

Schlaflosigkeit

Schlafstörungen sind ein häufiges Problem in den Wechseljahren.

Auch Frauen, die ihr Leben lang wie ein Bär geschlafen haben, können auf einmal nicht mehr einschlafen oder wachen mitten in der Nacht mehrmals auf.

Besonders intensiv werden Schlafstörungen meistens erst in der zweiten Hälfte der Wechseljahre, wenn außer dem Progesteronspiegel auch der Östrogenspiegel absinkt.

Oft kommt es erschwerend zu nächtlichen Hitzewallungen und Schweißausbrüchen (siehe "Hitzewallungen" auf Seite 60 und "Nachtschweiß" auf Seite 68).

Ob es zu Schlafstörungen kommt oder nicht, hängt aber auch stark mit der Lebensführung zusammen. Wenn man viel Stress hat, sich nur wenig bewegt und selten an der frischen Luft ist, kommt es besonders häufig zu Schlafproblemen.

Für einen guten Schlaf braucht man ein erfreuliches Leben mit wenig Sorgen. Außerdem sollte man sich so viel bewegen, dass man abends richtig müde ist. Frische Luft fördert einen guten Schlaf zusätzlich.

Vor dem Zubettgehen sollte man nichts Spannendes mehr tun, also keine spannenden Filme schauen, keine wichtigen Diskussionen mit dem Partner führen und keine aufregenden Bücher lesen. Stattdessen sollte man ein bis zwei Stunden vorher nur noch entspannende Dinge tun und das Licht allmählich dämpfen. Kaltes Licht mit hohem Blauanteil sollte man dann meiden.

Ein entspannt getrunkener Schlaf- und Nerventee oder eine heiße Milch mit Honig können Körper und Seele darauf einstimmen, dass es Zeit zum Schlafen wird.

Wann zum Arzt: Wenn das Leben beeinträchtigt ist.

Schulmedizin: Je nach Ursache, Schlafmittel

Heilpflanzen: Angelika, Baldrian, Hopfen, Melisse, Passionsblume

Hausmittel: Heiße Milch mit Honig, Fußbäder, Schwedenkräuter

Schüsslersalze-Behandlung: Nr. 5 als Heißgetränk

Homöopathie: Arnica montana D6 - D12, Camphora D6 - D12, Chamomilla D6 - D12, Ignatia D6 - D12, Phosphorus D6 - D12

Ätherische Öle: Lavendel, Benzoe, Melisse, Weihrauch, Ylang-Ylang

Edelsteine: Amethyst, Aventurin, Citrin, Rutilquarz

Bachblüten: Aspen, Impatiens, Oak, Olive, Red Chestnut, Vervain

Schweißausbrüche / Schwitzen

Die Wechseljahre sind für viele Frauen die Zeit der Schweißausbrüche und des Schwitzens.

Schweißausbrüche können einerseits während der berüchtigten Hitzewallungen auftreten, aber sie können auch ein eigenständiges Problem darstellen, meist im Zusammenhang mit ausgeprägtem Schwitzen.

Viele Frauen schwitzen ohne äußeren Anlass ihre Kleider komplett durch. Das kann sehr unangenehm sein, wenn man bei der Arbeit ist und keine Wechselbekleidung dabei hat.

Wenn andere Menschen noch frieren, sehnen sich die betroffenen Frauen danach, das Fenster zu öffnen und den Pullover auszuziehen.

Manchmal werden die Wechseljahre zu Recht als die heißen Jahre bezeichnet.

Viele Frauen, die vor den Wechseljahren oft gefroren haben, schwitzen auf einmal ständig und brauchen auch im Winter kaum noch einen Mantel.

Wenn es gelingt, diese Schwitzneigung positiv zu nutzen, kann sie eine echte Bereicherung für das Leben sein. Denn es bedeutet eine gewisse Stärke, nicht immerzu zu frieren.

Doch für die meisten Frauen bedeutet die Schwitzneigung eine erhebliche Umstellung ihrer Lebensweise.

Ein T-Shirt zum Wechseln und ein Deo gehören für viele zur ständigen Ausrüstung in ihrer Handtasche (die dafür eine gewisse Größe braucht).

Hilfreich ist es auch, wenn man sich nach dem Zwiebelprinzip in mehreren Schichten anzieht, sodass man sich schnell eine oder mehrere Schichten ausziehen kann, sobald es zu warm wird und der Schweißausbruch droht.

Der großen inneren Hitze kann man auch gezielt eingesetzte große Kälte entgegensetzen. Dies kann man beispielsweise mit kalten Wassergüssen und eventuell sogar Winterschwimmen bewirken. Mit diesen Kaltwasser-Anwendungen stärkt man außerdem das Immunsystem und das Wohlbefinden. Auch Sauna hilft, mit der inneren Hitze klarzukommen.

Wann zum Arzt: bei Problemen durch Schweißausbrüche

Schulmedizin: Hormonbehandlung

Heilpflanzen: Salbei, Traubensilberkerze, Schafgarbe

Hausmittel: Kaltwasser-Anwendungen, Winterschwimmen

Schüsslersalze-Behandlung: Nr. 2, 3, 5

Homöopathie: Argentum nitricum D6 - D12, Conium macalatum D6 - D12, Graphites D6 - D12, Thuja occidentalis D6 - D12

Ätherische Öle: Salbei, Teebaum

Bachblüten: Rock Rose

Schwindelgefühl

Schwindel gehört zu den typischen Wechseljahrsbeschwerden, die aber eher unbekannt dafür sind, in den Wechseljahren aufzutreten.

Daher sind viele Frauen erschrocken und besorgt, wenn sie in den Wechseljahren häufig Schwindelgefühle empfinden. Da sie nicht wissen, dass der Schwindel von den Hormonschwankungen verursacht wird, machen sie sich Sorgen über die ihnen unbekannte Ursache.

Zwar kann Schwindel auch in der Zeit der Wechseljahre durch viele verschiedene Ursachen hervorgerufen werden, darunter auch ernsthafte, wie Durchblutungsstörungen im Gehirn, aber meistens ist er in den Wechseljahren schlichtweg eine der zahlreichen Wechseljahrsbeschwerden.

Gegen den Schwindel in den Wechseljahren helfen weitgehend die gleichen Behandlungsmaßnahmen in puncto Lebensführung, wie bei den anderen Wechseljahrsbeschwerden: Bewegung, ausreichend Ruhe, viel trinken.

Zahlreiche Heilpflanzen helfen, das Nervensystem zu stabilisieren.

Wann zum Arzt: Bei häufigem Schwindel

Schulmedizin: Je nach Ursache

Heilpflanzen: Ginkgo, Johanniskraut, Lavendel, Rosmarin,

Hausmittel: Ruhig atmen, festhalten, Kopf langsam drehen, Schwedenkräuter

Schüsslersalze-Behandlung: Nr. 5, 7, 10

Homöopathie: Acidum phosphoricum D6 - D12, Arsenicum album D6 - D12, Conium macalatum D6 - D12, Sepia D6 - D12

Ätherische Öle: Basilikum, Lavendel, Minze, Rosmarin, Thymian

Edelsteine: Bergkristall

Bachblüten: Scleranthus

Stimmungsschwankungen

Schwankungen in der Stimmungslage gehören zu den Wechseljahren wie die Reizbarkeit (siehe Seite 77).

Der niedrige Progesteronspiegel und das ständige Auf und Ab der Hormone bringen die Gefühlslage gründlich durcheinander.

Die Redewendung "himmelhoch jauchzend - zu Tode betrübt" scheint wie für diese Gefühlsschwankungen erfunden zu sein.

Um seiner chaotischen Stimmungen wieder Herr zu werden, braucht man Zeit, um in sich zu gehen und zu sich zu finden. Gerade in der Zeit der Wechseljahre, mitten im Leben stehend, fehlt einem scheinbar oft die Zeit für sich selbst. Das ist ein deutliches Zeichen, dass man sich sein Leben so einrichten sollte, dass man mehr Zeit für sich selbst erübrigen kann.

Ansonsten helfen auch die übrigen Maßnahmen zur Behandlung der Wechseljahre, um die Stimmungslage wieder zu normalisieren.

Wann zum Arzt: bei erheblichen Problemen durch Stimmungsschwankungen

Schulmedizin: evtl. Beruhigungsmittel, Hormontherapie, Psychotherapie

Heilpflanzen: Johanniskraut, Baldrian, Melisse, Lavendel, Passionsblume

Hausmittel: Zeit für sich, Spaziergänge, Sitzen am Wasser

Schüsslersalze-Behandlung: Nr. 2, 5, 7

Homöopathie: Cimicifuga racemosa D3 - D12, Cyclamen D4 - D12, Kalium bromatum D6 - D12, Sulfur D6 - D12

Ätherische Öle: Benzoe, Lavendel, Melisse, Muskatellersalbei, Rose

Edelsteine: Granat, Malachit, Mondstein, Rosenquarz

Bachblüten: Beech, Holly, Impatiens, Scleranthus

Trockene Haut

Östrogen sorgt bei Frauen dafür, dass die Haut geschmeidig und gut ernährt ist. Wenn der Östrogenspiegel während der Wechseljahre sinkt, wird die Haut häufig ausgesprochen trocken. Diese Hauttrockenheit tritt oft schon auf, bevor andere Probleme eines Östrogenmangels spürbar werden.

Die Trockenhaut der Haut kann so stark werden, dass sie zu Juckreiz und Ekzemen führt.

Eine reichhaltige Hautpflege ist notwendig, um die Haut in einem möglichst guten Zustand zu halten. Cremes und Lotionen mit Urea haben sich bewährt, um die Feuchtigkeit in der Haut zu halten.

Man sollte auch darauf verzichten, häufig lange warm zu duschen oder zu baden. Vor allem mit Duschgels und Badezusätzen sollte man sehr zurückhaltend sein. Sauber wird man auch durch eine kurze Dusche und Duschgel braucht man eigentlich nur für die besonders schwitzenden Bereiche, z.B. unter den Armen. Die trockene Haut an Rücken, Bauch, Beinen und Armen sollte man nicht durch Duschgel ihres Säureschutzmantels berauben.

Am wirksamsten gegen trockene Haut helfen kurze, kalte Duschen. Zu dieser Maßnahme können sich aber nur wenige Frauen durchringen.

Im Winter sollte man darauf achten, dass die Raumluft nicht zu trocken wird. Im Zweifelsfall braucht man einen Luftbefeuchter, um die Luft feucht zu halten.

Wann zum Arzt: bei Problemen durch trockene Haut

Schulmedizin: Cremes

Heilpflanzen: Aloe vera, Ehrenpreis, Ringelblume

Hausmittel: Kaltes Wasser, reichlich trinken

Schüsslersalze-Behandlung: Nr. 8

Homöopathie: Borax D6 - D12, Causticum D6 - D12, Hepar sulfuris calcareum D6 - D12, Petroleum D6 - D12

Ätherische Öle: Rose

Edelsteine: Chrysopras, Fluorit, Hämatit

Bachblüten: Heather, Larch

Trockene Schleimhäute

In den Wechseljahren wird nicht nur die normale Haut trocken, sondern auch die Schleimhäute sind weniger feucht als in früheren Jahren.

In den Augen kann sich das durch augenschmerzen äußern, vor allem in trockener Büroluft bei lang andauernder Bildschirmarbeit.

Durch trockene Schleimhäute in den Atemwegen kann es häufiger zu Erkältungen kommen, wie Bronchitis, Schnupfen, Nebenhöhlenentzündung oder Halsschmerzen.

Auch die Blase neigt wegen der trockenen Schleimhäute eher zu Entzündungen. Manche Frauen erleben in den Wechseljahren erstmalig Blasenentzündungen.

Für viele Frauen ist es jedoch am schlimmsten, dass auch die Scheidenschleimhäute zu Trockenheit neigen. Dadurch wird das Liebensleben oft erheblich beeinträchtigt. Mithilfe eines Gels kann man dieses Problem jedoch beheben und trotz trockener Schleimhäute ein erfülltes Geschlechtsleben genießen.

Gegen die trockenen Schleimhäute hilft einerseits die Behandlung des Östrogenmangels.

Wichtig ist auch, dass man viel Wasser trinkt, damit der Körper mit ausreichend Flüssigkeit versorgt ist, um die Schleimhäute gut zu befeuchten.

Wann zum Arzt: Bei schmerzenden Schleimhäuten

Schulmedizin: Hormontherapie

Heilpflanzen: Traubensilberkerze, Aloe vera, Ehrenpreis

Hausmittel: reichlich trinken

Schüsslersalze-Behandlung: Nr. 8

Homöopathie: Bryonia alba D6 - D12, Causticum D6 - D12, Luffa D4 - D12

Edelsteine: Chrysopras, Fluorit, Hämatit

Bachblüten: Heather, Larch

Unruhe

Sehr häufig kommt es in den Wechseljahren zu ausgeprägter Unruhe.

Die Unruhe ist einerseits eine Begleiterscheinung der Hitzewallungen.

Auch wenn man nachts nicht schlafen kann, wird man häufig von Unruhe getrieben. Und schließlich tritt die Unruhe auch auf, wenn man reizbar ist oder unter Stimmungsschwankungen leidet.

Die Hauptursache für die Unruhe in den Wechseljahren ist der Progesteronmangel.Daher hilft gegen die Unruhe einerseits, wenn man sie durch seine Lebensweise abmildert, und andererseits durch die Behandlung des Progesteronmangels.

Regelmäßige Bewegung hilft, dass man sich in ruhigen Zeiten entsprechend ruhig fühlt. Dadurch kann die Qualität des Schlafes deutlich verbessert werden. Bewegung fördert auch die Hormonproduktion, sodass man gleich mehrere positive Effekte auf einmal erzielt.

Auch mit beruhigen Heilpflanzen kann man die Unruhe etwas besänftigen.

Die Behandlung des Progesteronmangels wird auf Seite 76 beschrieben.

Wann zum Arzt: bei Problemen durch die Unruhe

Schulmedizin: evtl. Beruhigungsmittel

Heilpflanzen: Johanniskraut, Baldrian, Lavendel, Melisse, Passionsblume

Hausmittel: Regelmäßige Bewegung, Autogenes Training, Yoga

Schüsslersalze-Behandlung: Nr. 2, 5, 8

Homöopathie: Aconitum napellus D6 - D12, Agaricus muscarius D6 - D12, Camphora D6 - D12, Coffea D6 - D12, Phosphorus D6 - D12

Ätherische Öle: Benzoe, Lavendel, Melisse, Rose, Ylang Ylang

Edelsteine: Chalzedon, Falkenauge, Saphir

Bachblüten: Agrimony, Holly, Impatiens, Vervain

Übergewicht

Viele Frauen erleben schon zu Beginn ihrer Wechseljahre eine deutliche Gewichtszunahme, auch wenn sie gar nicht mehr essen.

Die Gewichtszunahme ist ein klassisches Wechseljahrs-Symptom. Häufig wird vor allem der Bauch dicker als vorher.

Die Gewichtszunahme in den Wechseljahren hat mehrere Ursachen.

Der Progesteronmangel sorgt wegen der Östrogen-Dominanz für eine vermehrte Fettspeicherung und außerdem für Wassereinlagerungen.

Weil durch eine Verringerung der weiblichen Hormone meistens auch die männlichen Hormone (z.B. Testosteron) eine dominantere Rolle bekommen, findet die Gewichtszunahme häufig besonders im Bauch statt. Die Frauen bekommen also den eher für Männer typischen Kugelbauch.

Außerdem findet in den Wechseljahren häufig eine Gewichtszunahme statt, weil die Produktion eines befruchtungsfähigen Eis täglich etwa 300 kcal verbraucht. Wenn keine Eier mehr produziert werden, entfällt auch dieser Kalorienverbrauch. Als Frau in und nach den Wechseljahren braucht man also weniger Nahrung als zuvor.

Ein weiterer häufiger Faktor für die Gewichtszunahme ist, dass die Muskelmasse bei Frauen ab dem 30. Lebensjahr durchschnittlich um ein Prozent schrumpft, wenn man nicht aktiv durch Krafttraining etwas dagegen tut. Wenn man erst einmal die Wechseljahre erreicht hat, macht sich dieser Muskelverlust schon deutlich bemerkbar. Der Grundumsatz sinkt spürbar, weil Muskeln viel Kalorien verbrauchen.

Hinzu kommen noch etliche weitere Faktoren, die dafür sorgen, dass man im Alter mit weniger Nahrung auskommt als in jungen Jahren.

Wenn eine Frau also ihren bisherigen Lebenswandel beibehält, nimmt sie in den Wechseljahren unweigerlich zu.

Als Frau muss man sein Bewegungspensum und die Nahrungsmenge also auf den geringeren Verbrauch einstellen, wenn man in die Wechseljahre kommt, um das Normalgewicht zu halten.

Wenn man erst einmal deutlich zugenommen hat, ist es in den Wechseljahren meistens schwieriger als früher, wieder abzunehmen.

Mit Crash-Diäten nimmt man wegen des Jojo-Effektes langfristig immer weiter zu, anstatt das Wunschgewicht zu erreichen.

Eine dauerhafte Gewichtsabnahme erreicht man nur durch Ernährungsumstellung, viel Bewegung und eine Stoffwechsel-Belebung.

Wann zum Arzt: Bei Beschwerden durch starkes Übergewicht

Schulmedizin: Diät, Sport, evtl. Operationen

Heilpflanzen: Birke, Blasentang, Eberwurzel, Hauhechel, Zimt

Hausmittel: Kombucha, Wasser vor den Mahlzeiten, Schwedenkräuter

Schüsslersalze-Behandlung: Nr. 4, 9, 10

Homöopathie: Calcium carbonicum D6 - D12, Capsicum D3 - D12, Graphites D6 - D12, Natrium sulfuricum D6 - D12

Ätherische Öle: Minze, Rosmarin, Zitrone

Edelsteine: Aventurin, Sodalith, Zirkon

Zyklusschwankungen

Schwankungen des Zyklus treten bei fast jeder Frau in den Wechseljahren auf, bevor die Menstruationsblutungen eines Tages völlig aufhören.

Typisch für die Zyklusschwankungen ist vor allem, dass der Zyklus irgendwann macht, was er will. Man kann sich auf gar nichts mehr verlassen, weder auf die Zyklusdauer früherer Zeiten noch auf die Erfahrung der jeweils letzten Monate.

Wenn man sich beispielsweise gerade daran gewöhnt hat, dass die Abstände zwischen den Menstruationsblutungen fast ein halbes Jahr dauern, kommt es auf einmal alle drei Wochen zu einer Blutung, um dann für ein Dreivierteljahr auszubleiben.

Es gibt jedoch bei vielen Frauen eine Art klassischen Verlauf, wie sich die Zyklen im Verlauf der Wechseljahre verändern. Zwischendrin gibt es aber immer wieder überraschende Ausreißer, so als wollte der Körper vermeiden, dass man sich an eine neue Regelmäßigkeit gewöhnt.

Zu Beginn werden die Abstände zwischen den Blutungen oft unmerklich kürzer. Irgendwann hat man dann eventuell sogar alle drei Wochen eine Menstruationsblutung. Diese Blutungen sind oft stärker als gewohnt und dauern manchmal auch länger als früher.

Die Ursache für diese kurzen Abstände und den starken Verlauf ist der Progesteronmangel und die fehlenden Eisprünge.

Wenn eine Eierstockszyste besteht, kann es zu extrem langen Blutungen kommen, die gar nicht mehr aufhören wollen. Auch extrem starke Blutungen können auftreten mit Klumpen und Blutmengen, die das Verlassen des Hauses fast unmöglich machen. Sowohl bei sehr langen als auch bei sehr starken Blutungen sollte man den Arzt aufsuchen. Der Arzt wird die Ursache abklären (es könnte beispielsweise auch ein Myom dahinter stecken) und die Blutung mit Gestagenen oder einer Ausschabung behandeln.

Wenn nach einigen Jahren der Östrogenmangel besonders ausgeprägt ist, werden die Abstände zwischen den Blutungen immer länger. Die Blutungen sind dann meistens auch schwächer und kürzer als gewohnt.

Zwischendrin kann es aber immer mal wieder zu häufigeren und stärkeren Blutungen kommen.

Eines Tages stellt man fest, dass die letzte Blutung ein ganzes Jahr zurück liegt. Dann kann man im allgemeinen davon ausgehen, dass die Blutungen endgültig aufgehört haben.

Wann zum Arzt: bei extrem starken oder langen Blutungen.

Schulmedizin: Hormontherapie, Ausschabung

Heilpflanzen: Mönchspfeffer, Yamswurzel, Traubensilberkerze

Hausmittel: viel bewegen, viel trinken

Schüsslersalze-Behandlung: Nr. 1, 2, 7

Homöopathie: Agnus castus D2 - D12, Pulsatilla D4 - D12, Lachesis D6 - D12, Sepia D6 - D12

Ätherische Öle: Bergamotte, Lavendel, Muskatellersalbei, Ylang Ylang

Edelsteine: Mondstein

Bachblüten: Agrimony, Cherry Plum, Oak, Rock Rose

Weitere Bücher von Eva Marbach

Eva Marbach hat weitere Bücher über Schüssler-Salze, die Wechseljahre und andere Frauenthemen geschrieben.

Hier eine kleine Auswahl:

Schüssler-Salze für die Wechseljahre

Mit sanfter Hilfe durch das Klimakterium

In diesem Buch erfahren Sie, wie die 27 Schüssler-Salze Ihnen bei der Bewältigung von Wechseljahrsbeschwerden helfen können.

ISBN-13: 978-3-938764-16-9 - 144 Seiten - 14,80 Euro

Östrogen-Dominanz

Die wahre Ursache für PMS und Wechseljahrsbeschwerden.

In diesem Buch wird die Wirkungsweise der Hormone genau und leicht verständlich erklärt. Zur Behandlung der Östrogendominanz werden Methoden aus der Naturheilkunde und der Schulmedizin vorgestellt.

ISBN-13: 978-3-938764-09-1 - 152 Seiten - 14,80 Euro

Gesundheitsratgeber Blasenentzündung

Blasenentzündungen mit Naturheilkunde und Schulmedizin erfolgreich behandeln

In diesem Buch werden Ursache, Symptome und verschiedene Formen der Blasenentzündung beschrieben. Für leichte Fälle gibt es ausgiebige Tipps zur Behandlung mithilfe der Naturheilkunde und Hausmitteln. Für schwerere Fälle wird erklärt, warum man Antibiotika braucht und was man bei ihrer Anwendung beachten sollte. Tipps zur Vorbeugung runden das Buch ab.

ISBN-13: 978-3-938764-15-2 - 76 Seiten - 9,80 Euro

Schüssler-Salze Hausapotheke

Alle 27 Salze erklärt und über 1200 Heilanwendungen

In diesem Buch werden die zwölf Funktionsmittel, die fünfzehn Ergänzungsmittel und die sieben Ergänzungsmittel nach Joachim Broy ausführlich vorgestellt. Sie erfahren, wie die Schüßler-Salze wirken und wie Sie sie anwenden können. Behandlungshinweise für über 1200 körperliche und seelische Anwendungsgebiete machen das Buch zu einem wertvollen Nachschlagewerk.

ISBN-13: 978-3-938764-11-4 - 204 Seiten - 19,80 Euro

Erfolgreich abnehmen mit Schüssler-Salzen

Stoffwechsel aktivieren und Abnehmhindernisse auflösen.

Oft verhindern Stoffwechselblockaden das erfolgreiche Abnehmen trotz Bewegung und Ernährungsumstellung. Schüssler-Salze können helfen, diese Abnehmhindernisse beiseite zu räumen und den Stoffwechsel zu beleben.

ISBN-13: 978-3-938764-05-3 - 144 Seiten - 14,80 Euro

Schüssler-Salze für Senioren

Bei guter Gesundheit älter werden.

In diesem Buch finden Sie ausführliche Beschreibungen der 27 Schüsslersalze und Behandlungshinweise zu zahlreichen typischen Krankheiten des Alters. Eine spezielle Schüssler-Kur für Senioren und ein Selbsttest runden den Inhalt ab.

ISBN-13: 978-3-938764-07-7 - 144 Seiten - 14,80 Euro

Schüssler-Salben und Cremes

Heilanwendungen, Beauty-Tipps und Rezepte zum Selbermachen.

Hier werden die 12 Funktionsmittel und die 15 Ergänzungsmittel und ihre äußerliche Anwendung ausführlich vorgestellt. Zum Selbermachen von Schüßler-Cremes gibt es Schritt-für-Schritt-Anleitungen mit Fotos. Über 400 Anwendungsgebiete mit Hinweisen zu passenden Schüßlersalben runden das Angebot ab.

ISBN-13: 978-3-938764-03-9 - 144 Seiten - 14,80 Euro

Heilen mit Schwedenkräutern

Das bewährte Hausmittel gegen zahlreiche Gesundheitsbeschwerden.

In diesem Buch erfahren Sie, wie man Schwedenkräuter zubereitet und anwendet. Zum besseren Verständnis gibt es dazu Foto-Anleitungen. Für viele Krankheiten finden Sie genaue Anleitungen zur gezielten Anwendung der Schwedenkräuter.

ISBN-13: 978-3-938764-08-4 - 144 Seiten - 14,80 Euro

Weitere Bücher von Eva Marbach

Erfolgreich abnehmen beginnt im Kopf

Abnehm-Irrtümer aufklären und mit neuer Motivation durchstarten.

In diesem Buch werden verbreitete Abnehmirrtümer aufgeklärt und Abnehmhindernisse erklärt. Sie erfahren, wie Sie sich mit Ihrem Unterbewusstsein und Ihrem inneren Schweinehund verbünden können, um voller Motivation erfolgreich abzunehmen.

ISBN-13: 978-3-938764-09-1 - 152 Seiten - 14,80 Euro

Ab Februar/März 2010

Erfolgreich abnehmen in den Wechseljahren

Schlank und fit im Klimakterium.

ISBN-13: 978-3-938764-21-3 - ca. 144 Seiten - 14,80 Euro

Erfolgreich abnehmen durch Hintergrundwissen

Zusammenhänge verstehen und Hindernisse gezielt ausräumen.

ISBN-13: 978-3-938764-24-4 - ca. 204 Seiten - 19,80 Euro

Außerdem geplante Sachbücher:

- Erfolgreich abnehmen bei Hormon-Problemen
- Der dicke Bauch
- Abenteuer Wechseljahre
- Gesundheitsratgeber Gicht

Weitere Informationen über die Bücher und Webseiten von Eva Marbach finden Sie auf folgender Internet-Adresse:

- www.eva-marbach.com

Wechseljahre im Internet

Im Internet finden Sie auf zahlreichen Webseiten Informationen über die Wechseljahre.

Speziell zu dem vorliegenden Buch gibt es eine extra Webseite, auf der Sie alle Seiten lesen und durchsuchen können:

Webseite zum Buch:

www.gesundheitsratgeber-wechseljahre.de

Webseiten über die Wechseljahre

www.wechseljahre-klimakterium.de
Wechseljahre freudig erleben, mit Schwerpunkt auf Naturheilkunde

www.wechseljahre.gesund.org
Das Klimakterium-Portal. Informationen über Lebensphase, Behandlung und Phytohormone ...

www.oestrogen-dominanz.de
Die wahre Ursache für PMS und Wechseljahrsbeschwerden. Mit Buch

www.schuessler-salze-fuer-die-wechseljahre.de
Mit sanfter Hilfe durch das Klimakterium. Mit Buch

www.schuessler-salze-in-den-wechseljahren.de
Schüßlersalze zur Behandlung von Wechseljahrsbeschwerden.

Webseiten über Schüßlersalze

Hier finden Sie die Internetadressen unseren Schüßlersalz-Projekten:

www.schuessler-salze-liste.de
Heilen durch Mineralsalze, ohne Nebenwirkung, Antlitzanalyse,...

www.schuessler-salze-hausapotheke.de
Alle 27 Salze erklärt und über 1200 Heilanwendungen. Mit Buch

www.erfolgreich-abnehmen-mit-schuessler-salzen.de
Abnehm-Kur mit Schüßler-Salzen und Ernährungstipps. Mit Buch.

www.schuessler-salben-und-cremes.de
Schüßler-Salben und Cremes selbstgemacht. Mit Buch.

www.schuessler-salze-fuer-senioren.de
Bei guter Gesundheit älter werden. Mit Buch

www.schuessler-salze-fuer-frauen.de
Schüßlersalze zur Förderung der Frauengesundheit.

www.schuessler-salze-in-der-schwangerschaft.de
Schüßlersalze gegen Schwangerschaftsbeschwerden.

www.schuessler-salze-fuer-kinder.de
Kinder mit Schüßlersalzen behandeln.

www.schuessler-salze-bestellen.de
Informationen über Bezugsquellen und Qualitätsmerkmale.

Webseiten über andere Gesundheitsthemen

www.heilkraeuter.de
Heilkräuter-Lexikon, Kräuterwanderungen und vieles mehr.

www.homoeopathie-liste.de
Über 250 Arzneimittelbilder, Konstitutionstherapie, Potenzen.

www.lexikon-der-aromatherapie.de
Lexikon über Aromatherapie, ätherische Öle, Wirkungsweise,
Anwendungen.

www.naturkosmetik-selbstgemacht.de
Rezepturen, Foto-Anleitungen, Zutaten, Kräuteröle.

www.akupressurpunkte-liste.de
Gesundheits-Beschwerden mit den Händen behandeln.

www.bachblueten-liste.de
Bachblüten für die Seele - mit Infos und Selbsttest.

www.heilsteine-liste.de
Feinstoffliche Heilkunde mit Edelsteinen

www.heilen-mit-wasser.de
Wasser als Heilmittel gegen zahlreiche Beschwerden.

www.euvival.de
Webseiten-Verzeichnis der Autorin Eva Marbach.

Stichwortverzeichnis

Stichwortverzeichnis